ORIGINAL POINT PSYCHOLOGY 沉心理

U0200746

张海敏◎著

焦虑障碍的正念疗愈之路

Mindfulness Based Intervention
for Anxiety Disorder

华龄出版社
HUALING PRESS

图书在版编目（CIP）数据

焦虑障碍的正念疗愈之路 / 张海敏著 . -- 北京：
华龄出版社，2023.7

ISBN 978-7-5169-2580-5

Ⅰ. ①焦⋯ Ⅱ. ①张⋯ Ⅲ. ①焦虑—精神疗法 Ⅳ.
①R749.7

中国国家版本馆 CIP 数据核字 (2023) 第124453号

策划编辑	颉腾文化			
责任编辑	鲁秀敏		**责任印制**	李末圻

书　名	焦虑障碍的正念疗愈之路				
作　者	张海敏				
出　版 发　行	华龄出版社 HUALING PRESS				
社　址	北京市东城区安定门外大街甲 57 号		邮　编	100011	
发　行	（010）58122255		传　真	（010）84049572	
承　印	石家庄艺博阅印刷有限公司				
版　次	2023 年 7 月第 1 版		印　次	2023 年 7 月第 1 次印刷	
规　格	880mm×1230mm		开　本	1/32	
印　张	8.5		字　数	186 千字	
书　号	978-7-5169-2580-5				
定　价	79.00 元				

丁荣晶
北京协和医院主任医师 心血管专业

永远不要低估情感对人的躯体造成的巨大伤害。我们的研究发现，临床上因胸痛、胸闷、心悸、头晕来就诊的患者中，1/3 的患者最终被诊断为躯体形式障碍、惊恐发作、焦虑抑郁等，患有焦虑抑郁的心脏病患者中，未来再次发生心梗的风险增加 2~3 倍，这种问题被称为双心障碍或双心疾病，即表现为心脏病症状的精神心理问题。这些患者被视为患有疑难杂症，因为常规的心血管用药、手术或器械对于他们的疾病都无效。能诊断这些疾病的医生被称为双心医生，治疗的方法包括非药物治疗和药物治疗相结合，其中正念减压疗法是我经常推荐患者去了解并学习的一种非药物治疗方法。通过对正念减压的学习，有效调节自主神经功能紊乱，很多患者可以改善症状，一部分患者可以消除症状。海敏博士的这本书详细介绍了如何通过正念来疗愈焦虑障碍，值得一读。

孙晓红
北京协和医院主任医师 消化专业

　　我是一名长期从事功能性胃肠病和胃肠动力障碍性疾病诊治的临床医生，常常遇到因各种躯体症状反复就诊、要求进行各种检查且常规药物治疗无效的患者。这样的患者在临床就诊的过程中往往表现为对健康的过度担心，究其背后深层次的原因多是精神心理问题。作为临床医生，医疗方面的沟通和应用中枢调节药物是我们治疗疾病的武器，但令医生和患者非常苦恼的是，部分患者往往不能停药或停药后反复发作。读了《焦虑障碍的正念疗愈之路》，我由衷地感到正念训练为苦苦挣扎的焦虑症患者带来了光明和希望，弥补了医疗局限性的缺憾。

胡君梅
华人正念减压中心 MBSR 课程师资培训师、督导师

　　海敏是我敬重的一位朋友。因为自己曾经的痛苦经历，他对正念疗愈有极高的热情，也致力于找到一种能将正念带给更多饱受痛苦的朋友的可运营模式，因而创立了"觉心正念"，帮助了成千上万的朋友。这本书以轻松的口吻和丰富的医疗知识，分享海敏团队建构的焦虑症疗愈模式，很值得阅读。

高旭滨
陆军军医大学新桥医院 副教授 心血管专业 正念减压课程师资

成千上万的人同时有心血管疾病与焦虑等情绪障碍的体验，人本具足自我疗愈力。在本书中，张海敏博士团队用实践说明：正念培育对病痛的觉察、接纳和抚慰，可以让患者发掘自我疗愈力，重归快乐生活。

马桂贤
广东省人民医院副主任医师 神经内科专业

神经内科门诊常见各种身体不适但检查没有明确结果的焦虑障碍求医者，其发病和心理因素密切相关。除了药物外，包括正念疗法在内的心理干预是目前被证实有效的手段，能够很好地调节自主神经功能紊乱等躯体功能失调表现。张海敏博士在本书中总结了应用正念疗法帮助焦虑障碍患者康复的经验，值得推荐给广大患有焦虑障碍的朋友。

自安安人，自利利人

身体比我们想象中的更智慧、更爱我们。

张海敏博士的这本著作从他个人的亲身体验，到他和他的"觉心正念"团队服务的焦虑障碍患者群体，围绕焦虑障碍这个人类最常见的心理障碍，不厌其烦地向我们讲述最上面这个生命现象。

焦虑的发生与人类最原初的生存有关，而焦虑的维持与我们的认知及行为（冲动）有关。对焦虑症状的认知、解读和行为上的应对，会导向焦虑的维持、恶化或者改善。

在身心层面，正念关乎我们如何与身心现象智慧地共处，它涉及身体、认知、行为各个面向。譬如，我们在焦虑障碍中如何经由正念练习与不适的躯体感受共处，如何觉察和看清对不适躯体感受的灾难性解读，以及如何觉察经验性的回避，甚至在此回避中看到生命的智慧和局限，然后带着接纳和慈悲去直面令我们恐惧之事。

在关系层面，当我们患上了焦虑障碍，亲友可以给我们一些支持，但时常由于亲友非专业人员，并不能够全面地理解和共情我们的处境和体验，也无法给我们充分的支持，事实是焦虑症可能损害亲密关系，让患者和亲友双方都陷入苦境。既然焦虑障碍是一种疾病，那就需要寻找专业的支持。

张海敏博士有临床医学背景，在 2016 年与正念相遇后又取得了心理治疗师的资格。他跟随心的引领，不断拓展知识和技能的边界。在过去的几年里，他和他的团队探索出了可以运用于焦虑障碍患者的身心整合的正念之道。他的孜孜不倦的努力，让成千上万的焦虑症患者获益，也在华人正念领域开启了一种值得借鉴的尝试：从自身出发，分享和成就正念、慈悲及智慧之道，自安安人，自利利人。

童慧琦

美中心理治疗研究院院长

斯坦福整合医学中心临床副教授及正念项目主任

内在的疗愈力量

——治疗康复过程中的最佳盟友

在精神科工作了 30 多年，对我来说，焦虑、抑郁、失眠、躯体化障碍等是每天的工作中重复频次最高的词语。患者的各种躯体痛苦、情绪不安以及这些症状表现对生活工作的影响使他们辗转于各大医疗机构。来到我们医院就诊时，几乎每个人都带着各种各样高端医疗设备检查无异常的诊断结果，更是有数万元的医疗支出。

医疗技术迅猛发展，惊人的成就让人们自然而然地相信医生能解决所有痛苦。然而，尽管目前临床医学对各种疾病的诊断治疗在遗传学、分子细胞、神经科学领域有了许多突破性进展，甚至对某些疾病的了解已经达到分子水平，但医学对于我们身心这个有机整体是如何运作的，身心是如何交互影响的，我们的情绪、信念、想法如何影响健康等方面依旧所知有限。有些疾病的起因至今仍是谜团，而有些疾病在毫无医疗干预的情况下却奇迹般康复了，这就启发我们去思考，在疾病预防和疾病康复方面，我们自己可以做些什么？如何开发我们自身潜在的内在疗愈力量，从而促进疾病的康复？毕竟，自身内在的疗愈力量才是我们治疗康复过程中的最佳盟友。

那么，如何开发自身的疗愈力量呢？20多年来，正念减压疗法、正念认知疗法等以正念为基础的疗法为人们提供了科学、有效、可操作的方法。自1979年卡巴金创立正念减压疗法开始，40多年来全世界60多个国家的包括牛津大学、哈佛大学、北京大学等众多知名大学及其附属医院都在为大众提供这样的课程，帮助大众减轻压力，处理焦虑和抑郁情绪。北京大学第六医院作为国家精神卫生中心，在2016年最早将正念疗法运用到临床住院患者中，帮助了众多患有焦虑症、抑郁症、强迫症和酒精依赖的患者。在精准药物治疗的同时帮助患者开发自身疗愈力量，学习自己成为自己的心理治疗师，促进疾病的康复，防止复发。

以正念为基础的课程是"参与式医疗"的典型代表，为患者提供了强有力的、可操作性强且科学实证充足的实践工具。从目前实证的医学的成果来看，运用正念和身体的疗愈力量应该是21世纪健康自我保健、慢病管理及躯体疾病康复等健康领域的关键核心技术之一。

本书是海敏博士在正念认知、正念减压及正念自我关怀等课程的基础上，根据焦虑症患者的特点研发出的一套针对焦虑症患者的正念疗愈方案。除了用通俗易懂的语言讲述了焦虑障碍的表现，以及其与压力的关系，本书中最值得分享和推荐给焦虑症患者的，是书中大量的康复案例。这些案例的背后，体现的是让患者参与其中进行自我调节，这无疑是焦虑症患者自我康复的崭新道路，也必将在未来极大程度地推动"参与式医疗"的落地进程。

这些年我和海敏博士多次在一起参加正念师资培训课程。我非常钦佩他一直在焦虑障碍自我康复这条道路上的孜孜不倦的努力、探索，尤其是他创新地将课程设计为适合通过自媒体自学及线上线下授课的方式，几年来帮助众多患者走出了焦虑、抑郁、失眠的困扰，恢复了心身平衡。海敏博士把全部身心投入这本书中，希望正在饱受焦虑之苦的患者可以从这本书中得到启发。通过对本书的阅读，相信你会有"芒鞋踏遍陇头云，春在枝头已十分"的喜悦。

柳学华

北京大学第六医院临床心理中心副主任

中华护理学会精神卫生专委会秘书

人身自有大药在

在 2016 年春节的时候，我出现了焦虑、紧张情绪，偶尔还有胸骨后剧烈疼痛。回想起来，其实在 2014 年我就有胸部不舒服、心脏刺痛、胸骨后压榨样疼痛、类似心肌梗死的症状，多次心电图检查都提示 ST 段异常，做过心肌酶化验、核素心肌灌注，但都没有明确证据表明是心肌梗死。回头看这些症状和检查结果，其实它们和我在医学院长期求学（包括考研、考博）以及在外企高强度工作的长期压力有关，直至 2015 年第一次创业失败成为导火索而发展为焦虑症。我经常自嘲是资深焦虑症患者。如果没有焦虑症的经历，我不会有机会接触正念，也不会从 2016 年起到现在一直与"正念疗愈"这个当下社会身心健康问题的良药深度打交道。

现实中有众多患有焦虑障碍的朋友没有在现有医疗手段的救助下康复，他们辗转求医痛苦不堪，从最初的焦虑、害怕发展到出现抑郁症状。希望本书能起到让大家少走弯路、减少痛苦、重获希望的作用。

截至 2023 年 3 月，有 10 万 + 朋友通过抖音、视频号、小红书、快手等平台参加了"觉心正念"团队举办的正念练习课程（更多信息可以通过微信搜索公众号"觉心正念"获取）。通过这些学员对其经历的描述，我们观察到引起焦虑障碍的原因 / 诱发因素 大致可以分为四种，以下简称为四大压力源：个性、创伤、现实压力、疑病。一个人可能同时有这四种压力源，也可能只有其中的某一个或者某几个压力源。

外界压力性信息以视觉、语言等形式进入大脑，大脑经过认知评价就可能产生压力反应，产生焦虑、紧张、害怕等情绪。根据最近十多年神经生物学领域著名的"大脑可塑性"（Neuroplasticity）理论，如果一个问题长时间得不到解决，慢性压力会逐步改变大脑相关功能区的结构并令人出现对压力源的过度反应，使安全感不足变为常态，焦虑甚至恐惧情绪变为常态。除了这些以外，很多人还会在无诱因的情况下出现恐慌、恐惧的情绪，或者回避超市、地铁等密闭空间。这些现象可能和过去的创伤性经历在潜意识中的记忆有关。这些记忆可能在某种机制的作用下时不时刺激大脑杏仁核等相关核团。自感对外界压力源的影响无力改变、对焦虑情绪无法自控的状态维持一定时间，很多人就会产生无助的感觉和抑郁情绪，这可能是很多焦虑障碍伴有抑郁情绪的原因。

很多人都意识到焦虑障碍是经历某一件事情后出现的，这些事情叫作诱发因素。我们观察到常见的焦虑障碍症状的诱因包括：工作方面如挫折，甚至是一条让人紧张的信息；饮食方面如喝茶、喝酒、喝咖啡，一些人在喝咖啡后出现惊恐发作，心脏部位不舒服、突然间心慌，并导致恐惧情绪；生活方面如生活不规律，很多人在有压力之外还生活不规律，睡得晚，休息也不好。

现代"应激"概念的提出者汉斯·谢耶（Hans Selye）的理论指出，物理学领域的压力超过其阈值或"屈服点"（Yield Point）时，就会造成永久性伤害。人类也具有承受应激（压力）的限度，一旦超过这个阈值就会产生不良的心理和身体反应。可以推测，一个人压力过大且持续一定时间就会导致安全感不足和大脑相关神经核团功能亢进，出现焦虑障碍甚至心身疾病。心理应激是心身疾病的病因或诱因已经成为医学界的共识。据统计，国内心内科、消化科、神经内科等常见内科门诊，有2/3求医者的躯体症状与焦虑、抑郁情绪有关。这些求医者由于躯体症状繁多，在同一医院的不同科室甚至不同医院之间辗转就医，在医生团队内部，这种行为有一个专门的名词——逛医症。这种由于心理原因导致的心身功能障碍（包括焦虑障碍、植物神经紊乱包含的相关内脏不适等）或者心身疾病（慢性胃炎、心律失常、高血压、甲亢、冠心病等）仅靠对症药物治疗是远远不够的。

我们观察到对于焦虑障碍的人而言，创伤性记忆、过于敏感的个性、现实压力（主要是人际关系和职业）、疑病这四种压力源／诱因产生的压力反应累积到某个程度后，就会出现惊恐发作、恐惧症、灾难化思维、躯体功能性不适、焦虑情绪及慢性失眠。这就是压力反应对人体的累积效应，这一效应可能和压力改变了大脑相关核团的微观结构进而使压力反应可以自发持续有关。

我们还观察到，一旦发生第一次自我不可调适的症状，随后症状的发生就会更容易。每次焦虑障碍发作，似乎进一步降低了承受压力的阈值，心理和身体对压力的承受力都在下降，直至对生活中别人的一句话、一条消息、一种头脑中的灾难化思维、一次感受到的心脏不适都会引起强烈的不能自控的心理和身体反应。如果用安全感来类比，似乎症状第一次发生后就降低了安全感的上限。生活中稍有风吹草动，压力很容易就过载，进而出现心理和身体不适。

下面这个例子也许会更形象一些：一个水壶中水的温度如果是30多摄氏度，在水壶下面放置火源后，随着时间的增加，水壶中水的温度逐渐逼近100摄氏度，并最终从水壶中喷出高温水蒸气。但只要这壶开水的温度没有回落到最初的温度，再次达到喷出高温水蒸气所需的热量就比第一次使用的热量少。这和患有焦虑障碍后症状更容易出现的现象非常类似。

这本书的基础内容源自"觉心正念"学员的配套音频学习资料"走出焦虑并不难"，宗旨是希望读者了解焦虑障碍的相关症状及原因。书中还包括我们团队从2019年到现在帮助众多学员走出焦虑障碍的经验，我对过去所学医学知识的梳理、近几年正念及焦虑障碍问题的科研进展、我对现在医疗体系治疗焦虑障碍的观察和反思，力图让大家了解焦虑障碍的一些必要知识，帮助大家不再为这些症状感到担心、害怕、惶恐，摆脱"病耻感"，帮助大家理解并改变一些对症状的错误认知，知道这个问题可以靠自己，而且必须靠自己才可以走出来，以及如何尽快走出来。

正念是什么？

- 按照美国麻省大学医学院荣誉教授乔恩·卡巴金（Jon Kabat-Zinn）博士在 2014 年给出的操作性正念定义，正念被如下描述：有意识地、非评判地注意当下产生的觉察。（非评判是指对注意到的评判保持觉知）
- 对当代西方正念发展起到很大作用的另外一位心理治疗师杰克·康菲尔德（Jack Kornfield）博士认为正念是"爱意觉知"。
- 心理学者沙佩洛（Shampiro）等指出，正念涉及三个要素：意图（专注当下）、注意力指向（当下）、态度（平等心）。

正念练习可以帮助我们跳出自己的情感和思维，以更客观的方式看待我们正在经历的事情。这个过程被称为再感知，意味着我们能够在不受情绪和思维干扰的情况下，简单地观察我们的想法和感受。正念练习可以帮助我们培养开放、非评判的态度，注意到我们的感受。

你可以想象一下，当你感到沮丧、焦虑或生气时，通常会被这些情绪淹没，难以看到真正的问题所在。但如果你进行正念练习，你就能够在不受情绪牵制的情况下观察它们。比如说，你可能开始注意到你的身体对焦虑做出反应的方式，也许你会感到心跳加快或呼吸变浅。这种观察可以帮助你更好地稳定自己，以及如何应对这些挑战。正念练习可以慢慢地帮助你建立起"观察性自我"，也就是你可以以客观的视角看待自己的感受。

这个过程类似于我们把自己当作一个旁观者，站在一旁去看自己的感受，而不是陷在其中不能自拔。我们不去评判这些想法和情绪，只是保持关注和觉察。这样做的好处是，我们可以更自由地处理情绪和想法，从而获得更大的内在自由度。

许多研究表明，对于各种疾病，直接暴露治疗是有效的 [1]。对于焦虑障碍患者来说，正念练习中的"再感知"过程，与暴露治疗非常类似。正念练习过程使一个人更加客观地去体验强烈的情感和身体反应，从而减少对外部刺激的反应。这种方式可以增加对焦虑状态的暴露程度，让人们了解到自己的情绪、思想或身体感觉并不是无法承受的 [2]。

简单起见，我认为可以将正念练习理解为有关专注力和觉察力的训练。在中国古代儒家经典《大学》中，有"知止而后有定，定而后能静，静而后能安，安而后能虑，虑而后能得"。儒家和佛学都有"静能生慧"的描述。做一个简单类比，"专注力"和"定""觉察力"及"慧"大致类同。在这个语义背景下，也可以把正念练习理解为"定"和"慧"的训练或专注力和觉察力的训练。专注力和觉察力是意识的功能，而意识状态本身又是心身功能的核心协调角色。因此正念练习是可以促进心身更平衡的。

在 2016 年 11 月接触到当代正念后几个月，我一直在持续练习，同时每天做俯卧撑。到 2017 年上半年，我的焦虑情绪已经消失，胸骨后疼痛的频率大幅度下降。我在应用正念自我疗愈和教授正念课程的过程中，摸索出自助式化解症状的方法，自助式处理过去的生活经历造成的心理阴影。我也将自己练习正念的经验与心理学中的系统脱敏疗法不断融合，教会学员掌握相关方法，通过自我疗愈走出焦虑。

学习并传播通过正念练习自我救助、自我疗愈的过程让我开始认识、深入探索人体的自愈力。我自己的经历及学员康复的过程让我深信，包括焦虑症在内的焦虑障碍及包括高血压、心脏神经官能症、胃肠神经官能症、纤维肌痛综合征等心身功能障碍是可以通过正念练习而康复的。我们人体始终有强大的包括正念在内的自愈力资源，传统文化中也有"药补不如食补，食补不如神补"的说法。以我个人粗浅的理解，"神补"可以大致与心理学中的"安全感"对应。人身自有大药在，这个说法一点也不夸张。对人体自愈力感兴趣的朋友，也可以阅读知名心血管专家胡大一教授组织翻译的《自愈力的真相》这本书，书中提到了正念练习对一些心身疾病的作用。

2016年11月，我参加了现就职于斯坦福大学整合医学中心的童慧琦博士、台湾法鼓文理学院温宗堃博士及陈德中老师举办的6日正念密集训练；2017年4月在上海参加了牛津大学正念中心在国内首次举办的正念认知疗法第一、第二阶段师资培训。在培训期间的第4天，正念减压疗法（MBSR）创始人乔恩·卡巴金教授到达培训现场。当时在场的还有正念认知疗法（MBCT）创始人之一、牛津大学正念中心首任负责人马克·威廉斯教授，现任正念中心主任威廉·凯肯教授（Willem Kuyken），毕业于牛津大学心理学专业马淑华博士，童慧琦博士，温宗堃博士，薛建新老师。这是当代中外正念开拓者齐聚中国的盛景。

现在卡巴金教授和马克·威廉斯教授都已经基本不再外出讲学。若干年后回头看，我们可能会发现正念认知疗法师资培训所处的2017年对正念在中国心理学界、医学界的发展是一个有特殊意义的时间节点。当时一起参加培训的有北京大学第六医院临床心理中心柳学华副主任、广西壮族自治区人民医院精神（心理）临床康复中心的黄玲副主任、北京回龙观医院的武雅学大夫、贵州省人民医院心理科向慧主任，以及楼挺、陈赢、曾静、庞军等现在各个领域从事正念培训、推

　　　觉心正念·心安即是归处

广的正念践行者。随着卡巴金博士在北京大学以及国内多个心身医学领域专业会议上对正念的介绍，随着北京大学刘兴华老师推动中国心理学会成立正念学组，上海医学会等地方心理学、医学专业组织也在不断成立正念研究及应用组织，正念在中国得到快速传播。

目前正念的相关课程已经在很多医疗机构中开展，如北京大学第六医院临床心理中心、北京回龙观医院、上海精神卫生中心这些国内顶级精神专科机构，也已经在湖南中南大学湘雅二医院、四川大学华西医院、四川省人民医院、山西白求恩医院、郑州大学第一附属医院这些顶级综合医院开展。正念治疗也已经在一些经济发达省份如广东，被纳入医保。

当代的正念课程起源于卡巴金博士的正念减压疗法（MBSR）。用童慧琦博士的话说，正念减压疗法是当代正念干预课程的干细胞课程。以我个人的教学经验而言，当把正念干预课程应用于患有焦虑障碍的学员时，它起到了不以心理治疗改变来访者为目的却又达到了改变的效果，不以教育为目的却又出现了健康教育的效果，不以更健康为目的却又出现了心理稳定性更好、躯体症状更少的效果。这些看上去似乎相互矛盾的目的与方法及最终结果之间的辩证关系，既符合中国传统文化中"无为而为"的精髓，也开辟了以正念练习作为心身医学手段疗愈众多慢性疾病的一条大道。这条大道始于疗愈心理或者身体功能障碍，但不止于医疗、不止于健康，也不会止于心理学或者医学视角所观察到的改变。在"觉察—反思—洞见形成—态度改变"这个开放的循环往复路线中，参与者的安全感不断提高，自动化的心理反应及神经反应改变为有意识的心理反应及神经反应，症状最终消失或频率及强度下降，直至众多学员改变了日常生活中的待人接物方式，获得了更多的自我接纳与喜悦、更好的人际关系和对生命更多的领悟。

在当代中国，慢性压力所致的焦虑障碍、躯体化障碍、高血压、甲状腺问题、心脏／胃肠神经官能症等各种心身功能障碍问题层出不穷，各级医院普遍存在疲于应付"逛医症"这种现象。我认为基于正念干预的课程是解决整个社会所面临的医疗资源不足与过度消耗并存现象的"良药"。我们的实践证明了正念干预课程的有效性、经济性。教给学员自我疗愈的方法，让一些学员不至于需要家人 24 小时的陪护、让妈妈敢去人多的地方接自己放学的孩子、让需要出差的人不至于在电梯内及飞机舱门关闭的一瞬间崩溃、让国内惊恐发作的人不至于平均挂 9 次急诊才能确定是焦虑而不是心脏问题，这个方向很明显是符合我们这个时代需要的。

卡巴金教授在其名著《多舛的生命》中指出，与重在医生起主导作用的"治疗"理念相比，正念是"参与式医学"的代表。正念练习深刻地动员并增强了正念练习者自身的内在疗愈资源。众多的神经科学研究证实，长期、规律地练习正念，与焦虑障碍相关的大脑内名为"杏仁核"的结构，激素受体密度、功能和结构都发生了变化。心理学研究证实正念练习者的情绪调节能力、心理韧性、自我效能等心理学能力都得到有效提升。2020 年 6 月国内第一部卫生健康法颁布，其要旨之一是"每个人是自己健康的第一责任人"。我们的探索也证明正念作为每个人都可以掌握的自助式健康促进的方法，对于当下高血压、糖尿病为代表的心身疾病，以焦虑障碍、抑郁症、躯体化障碍为代表的心身障碍的康复意义重大。

结合众多科研实证的结论，我们已经可以相信正念具有值得关注的健康促进功能。正念是智慧与科学、医学与心理学、东方直觉式智慧与西方逻辑思考模式的交叉点，其在医疗及健康领域的潜力远没有得到认识。正念及其所动员的疗愈功能就是人体的自愈力宝库。

我深信一句话：人身自有大药在。

2023 年 3 月 13 日

觉心正念·心安即是归处

目录

第2章 | 焦虑障碍的四种常见原因及可能机制 055

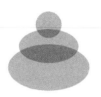

第 1 章

焦虑障碍的表现

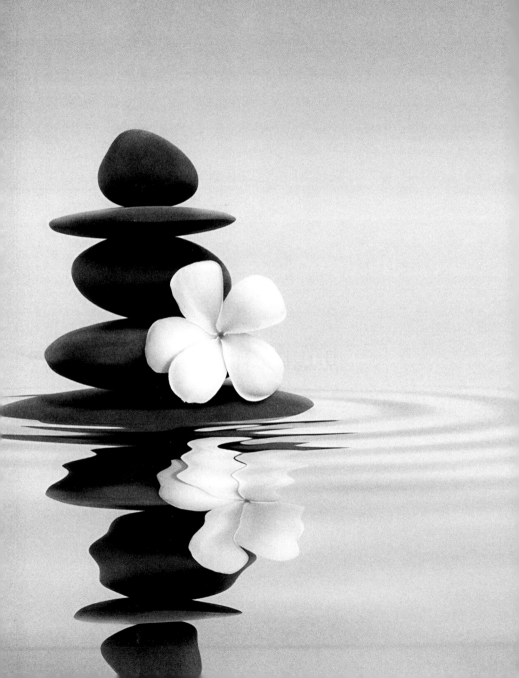

很多学员的焦虑障碍求医过程都充满了艰难。我们用一个学员的分享开始我们的正文。

"我当时辗转各个医院的科室，有的医生说我是心脑血管疾病，有的说我是呼吸方面的问题，有的说我是心脏综合征，各种说法都有，我吓得天天不敢出门，生怕在外面发病。突然有一天我也不知道为什么，就想去看心理科。去了心理科，医生和我聊了一下，然后就给我开抗抑郁、抗焦虑的药。我吃了一颗药后，感觉身体和脑子像是分家了一样，完全不能配合，心脏的感受我就不在这里说了，怕让有些同学紧张、不舒服。我的脑子还是挺正常的，突然告诉自己，我的身体又没毛病，我为什么要吃药呢？我是心理出现淤堵了。然后我向公司请了20天假回老家，找心理咨询师，通过心理咨询师的引导，我慢慢把思维和认知从牛角尖里拽出来了。当时那个老师和我说了一句很重要的话，就是要活在当下，觉知当下。后来我又找了一位心理学专家并跟着他学习了好久，学习各种疗愈方法，慢慢化解了很多症状，我是走了很多弯路的。这次无意间进了张博士的直播间，听到了他的四轮驱动法很有触动，这不正是我当年需要的吗？那时候要是碰上张老师就不会走这么多弯路了。所以我们要跟着老师好好学，好好练习，按照老师的步骤一步一步来，一定能走出来的，要有信心、耐心。不要急躁，焦虑和抑郁的疗愈不是一蹴而就的，真的需要一步一个脚印地来，理论与实践相结合地去练习和坚持。加油！相信自己，信任老师！"

焦虑障碍所带来的症状有很多，大致包含以下几类：躯体方面、情绪方面、思维方面、慢性失眠。这四类表现均是慢性压力源长期存在导致安全感不足后，在心理和神经上功能失衡的表现。

焦虑障碍伴随的躯体症状众多，从头皮到脚底都可能出现检查不出器质性改变的不适。这些不适大体分为骨骼肌过度紧绷产生的不适，以及与情绪有关的心脏、胃肠道等内脏功能异常产生的不适两种。躯体症状的具体表现及可能机制将在后续章节中详细分析。

焦虑障碍在情绪方面表现为存在不可自控的惊恐情绪、恐惧情绪、焦虑情绪、抑郁情绪。惊恐和恐惧情绪往往和过去的生活经历中有心理刺激较强烈的事件存在有关，以正念与心理学相关内暴露的方法结合可以较好地缓解。焦虑情绪会出现在惊恐发作经历、有密闭空间恐惧经历及社交挫败经历后；部分学员没有惊恐发作和恐惧症表现，但会出现没有具体焦虑对象的焦虑情绪，或者对家人、工作、人际关系过度担心的现象。

焦虑障碍在思维方面的表现可以用"思维反刍"描述，即俗话所言"胡思乱想多"，自觉不可控。人类大脑思维反刍的过程和牛羊白天吃草、晚上反刍消耗的现象类似。这个过程可以简单类比为大脑对生活中事件记忆的反复加工。

依据思维反刍的时间特点区分，焦虑障碍伴随的灾难化思维有两种。一是担心未来发生对自己不利的事情，如婚内女性担心婚姻未来前景、子女未来的身体状态、工作情况。二是关于当下的心理和身体现状，不断担心自己得了某种大病，会不会疯掉，会不会死去，或者担心自己不能胜任职责而被批评等，虽然也会知道，有一些担心是不必要的，但就是无法自控。有过创伤性经历的当事人，会在头脑中突然出现创伤性事件画面并出现焦虑、恐惧等情绪及身体不适。

焦虑、恐惧等情绪及灾难化思维会继发躯体不适。很多人都有这样的经历，在生气的时候不想吃饭。为什么呢？其实就是人们在有焦虑情绪和压力的时候，胃肠道蠕动减慢，然后就不想吃饭了。躯体不适也会引起胡思乱想："我是不是得什么不好的病了？我的头晕是不是血管要爆了？我的肚子疼，是不是要得肿瘤了？"越想越感觉自己的身体已经有问题，越想越紧张、越难受。躯体不适同样会引起紧张情绪，紧张情绪又会加重躯体不适。可以看出来，思维、感觉和情绪之间是交互循环的关系。心身互动在医学上是一个明确的现象。

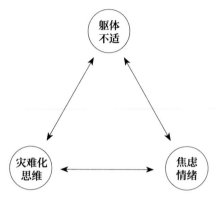

一旦发生情绪紊乱、胡思乱想、躯体不适这三大症状中的一个，其余两个症状就会在短期内出现，一些人还会逐渐发展出失眠。失眠作为相对独立的压力源又会加重三大症状。

我们也观察到独立的情绪反应和躯体反应。部分学员的躯体反应不明显，主要的不适是自觉不可控的焦虑情绪。也有学员反馈，自己不再害怕躯体反应，不会因为躯体症状产生情绪反应，但躯体症状一直存在。这个现象说明对躯体症状有正确认知后，不会继发焦虑等情绪和灾难化思维，也证实压力三角既是互相影响的，也是独立的神经反应，或推测长期压力对下丘脑等相关神经核团的影响会导致其产生躯体症状的阈值降低，但不会必然导致焦虑情绪和灾难化思维等心理反应。这种情况下即使躯体有不适，但学员不再害怕，情绪是稳定的，也没有灾难化思维。

接下来我们就一个一个地展开具体分析，带你了解焦虑障碍的各种症状表现、真正原因，以及为什么没有危险。

1.1 躯体症状

和焦虑障碍有关的躯体症状五花八门，如果不了解这些不适症状出现的原因，你会以为自己有大毛病了，这种担心会加重躯体感觉不适。因此，我这里重点给你讲一些常见的躯体不适的原因。

我们很多人都有这样的体验：大街上一辆速度太快的车，会引起我们的心跳加速；头脑中突然想起一件重要的事情没有解决，身体会猛地一惊。存在焦虑障碍的朋友他们的这种体验更明显，灾难化思维、现实压力过大等因素导致的焦虑情绪会让胃肠道不舒服、血压高、心率快；一部分人还会发现自己在受到惊吓刺激后，逐渐出现了骨骼肌跳动、发抖、发紧、走路姿势僵硬等现象。灾难化思维、焦虑情绪、不良事件的记忆都属于心理因素。因此焦虑障碍的躯体症状的本质是心身应激反应。

汉斯·谢耶的理论指出，物理学领域的压力超过其阈值或"屈服点"时，就会造成永久性伤害。人类也具有承受应激（压力）的限度，一旦超过这个阈值就会产生不良的心理和身体反应。在现实压力、负面认知、创伤性生活事件等因素的作用下，我们的安全感会持续下降，到了一定程度，会出现心率过快、血压升高、胃胀、嗳气等内脏功能异常，以及骨骼肌疼痛等外周组织功能异常。全身骨骼肌的发紧、疼、胀、抖，是因为在长期进化过程中，动物形成了肌肉绷紧以应对危险的能力，而其他在应对危险时不那么"有用"的结构，在安全感下降时血液供应会减少，如胃肠道、负责思考的大脑皮层、免疫系统、生殖系统、泌尿系统等。这些系统在摆脱压力这个任务面前显得不那么重要了，尤其是在面对紧急危险时。这说明在压力状态下，安全感下降时，人体的能量分配和平时是不一样的，局部脏器或结构获得能量过多或者过少都会引起躯体不适，这就是我们的各种躯体症状层出不穷的根本原因。负责能量分配的"司令官"，就是大脑中和压力感知有关的结构。

焦虑障碍的躯体症状包括两个方面，即外部骨骼肌过度紧绷后产生的不适和心脏等内脏功能异常产生的不适。下面列出的一些症状很多人都出现过，而且可能不止一个两个，我们一起来了解一下这些躯体症状背后的原因，以及这些问题如何解决。

1.1.1　外周（部）躯体症状表现

1. 头晕

案例　"坚持"（24 期特训营学员）

学员自述：我在 2019 年年底的时候出现了焦虑问题，有家庭和工作两方面的原因。我的焦虑还是很严重的，包括失眠和一些躯体症状。我首先出现的是失眠的问题，接着各种躯体症状就出现了，比如背疼、胃食管反流、头晕等症状。

（学员具体案例参见本书第 7 章 7.7 节）

案例分析

患有焦虑障碍时很多人会头晕，但没有器质性问题，综合各种表现，推测焦虑障碍伴发的头晕是大脑供血不足、缺氧的一种表现。因为在焦虑状态下、心理安全感不足的时候，身体可能会优先维持肌肉保持血氧及能量充足的状态来应对危险。

比如说看见一只老虎来了，大脑用了很多氧气和能量，这是不划算的。看见老虎最有效的活下去的方法是赶快逃命！双腿及整个骨骼肌能够充满能量，能够快速奔跑，这是最高效的一种活下去的策略。推测学员在焦虑紧张的时候会头晕的原因是大脑缺氧，因为在生命受到威胁的状态下，大脑消耗过多氧气对生存不利，其实是浪费，身体需要把更多的氧气和能量运送到我们的骨骼肌中。

2. 眼睛干涩

案例 "绣春天"（41 期特训营学员）

学员自述： 我的眼睛经常发干，这样的状态让我很不好受、不舒服。这样的情况持续了一个多月的时间，我就怀疑自己是不是得了干眼症。在去医院检查时，医生对我说："你这是焦虑和白内障手术后的正常反应，不用担心。"这才让我放下心来。

（学员具体案例参见本书第 7 章 7.14 节）

案例分析

很多人会有视力的问题，如眼睛干涩、视力下降，这个现象可能是在安全感不足的压力作用下，交感神经长期过度兴奋，泪腺分泌的泪水比较少、固定眼球的肌肉过度紧张导致的。

3. 耳鸣

案例 "螃蟹妈妈"（57 期特训营学员）

学员自述： 我的耳鸣问题还是比较严重的，在我耳鸣的时候，我经常听到耳朵里有那种类似大海的嗡嗡声，这只是我的其中一个躯体症状。在我学习、练习正念以前，这样的感觉让我很崩溃，在练习正念后，这样的躯体症状都在慢慢地好转。

（学员具体案例参见本书第 7 章 7.20 节）

案例分析

耳鸣是在没有任何外界刺激的情况下所产生的异常声音感觉，因听觉机能紊乱而引起。约 15% 的人不同程度地患有此病，且伴有精神不集中问题、睡眠障碍、焦虑、抑郁和极度疲劳，重度耳鸣会严重影响患者的日常生活。

耳蜗是一个将外界的声音转化为神经电信号的结构。有理论认为，耳鸣的原因可能是当大脑相关神经元过度兴奋的时候，耳蜗内神经结构所敏感的声音频段发生漂移。很多人会听到平时不在意的声音并感觉比较刺耳。对声音的焦虑、抗拒又加剧了对声音的过度关注，形成更大的不耐受。耳鸣声音听起来像嗡嗡响，也有的听起来像口哨声、轰轰声或蝉鸣声，甚至是几种声音混合。

4. 慢性腰背疼痛或者不舒服

案例 "欢乐一家人"（59 期特训营学员）

学员自述： 我的头晕是从 2017 年开始的，是由于我母亲的去世而引发的。当时我母亲脑出血，给我吓了一跳，在这之后，我就开始给母亲看病。那时我没有什么强烈的感觉，也没有什么不舒服。但是在一个月之后，我就出现了头晕的问题，同时感觉脊椎不舒服。我就到处去看治疗头晕的门诊，去北京看了两次，到协和医院做了 64 排螺旋 CT 血管造影，也没有什么问题。检查结果显示颈椎有问题，最后确诊为颈椎病，医院按照颈椎病给我进行治疗，说我脊椎有些松动，让我戴颈托架。

（学员具体案例参见本书第 7 章 7.9 节）

案例分析

我们观察到一些学员会有不明原因的腰部疼痛或者不舒服，磁共振等检查没有发现问题，无法用椎间盘突出等病变解释。部分学员的这种腰部不舒服的情况有时候会出现在腰部手术以后。猜测这与创伤性经历在大脑中的记忆引起运动神经元过度兴奋，进而使运动神经纤维支配的局部肌肉过度紧张有关。

治疗慢性腰背疼痛的方法多种多样，但是目前没有一种治疗方法可以完全治愈这种疾病。在这种情况下，正念减压疗法（MBSR）是一种有效的辅助治疗方法。一项由美国华盛顿大学领导的研究表明，与常规治疗相比，正念减压疗法可以显著减轻慢性腰背疼痛和功能障碍，并提高生活质量[3]。

5. 肌肉紧张、疼痛

案例 "乞力马扎罗峰上的雪"（69 期特训营学员）

学员自述：我是吉林长春人，现在在日本生活。日本刚流行德尔塔病毒的时候，如果你不幸感染了，就自己在家里等着治愈；如果实在是严重了，就呼叫急救车，拉到医院去治疗。在德尔塔病毒刚流行的时候，急救车昼夜不停地乱叫，大概对我形成了一种慢性压力。2021 年 8 月，我也说不清楚自己是感染了还是没感染，就觉着自己的小腿有一点紧紧的，有点痛，又说不清楚，还不是剧烈的疼痛。我觉得肌肉有些紧张。

（学员具体案例参见本书第 7 章 7.3 节）

案例分析

这几年我们接触到的焦虑障碍学员，有肌肉紧张和疼痛现象的比例在五成左右，表现为从头到脚的压迫感、震颤感，或者肌肉跳动及肌肉疼痛，包括头皮疼、头紧箍感、脸部肌肉紧张、后脑勺僵硬、鼻梁发紧发凉、牙齿紧咬及咬肌过紧、牙齿不明原因痛、舌头灼热及痛、脖子僵硬或酸困、肩胛骨内侧缘疼、肩背部发紧及疼痛、臀部及大腿局部肌肉紧张或疼痛、腹部肌肉僵硬及痛、腿部肌肉发僵、身体发抖、关节响、四肢无力及酸痛。这些疼痛可能是肌肉长期紧绷所致，可能与肌肉长期紧绷导致无菌性炎症有关。肌肉的末端延续为肌腱并固定在骨骼上，肌肉长期痉挛、肌腱长期过度牵拉以后可能会有慢性炎症，这也许是很多人会有固定的压痛点的原因。也有很多人的疼痛是游走性的，甚至与注意力的位置及情绪有关。有学员说，想哪儿哪儿就疼。这种疼痛检查不到免疫学指标的变化，经常被诊断为"纤维肌痛综合征"。

有学员发现自己走路的时候手指是狠狠地抠在手心里的，但自己没有意识到。这应该是压力状态下的骨骼肌无意识地紧张，这是人体的一种自我保护状态。

6. 牙龈疼

案例 "江乳猪"（54 期特训营学员）

学员自述：我是在 1992 年年底的时候出现了焦虑的症状，像是游走性的疼痛，我感觉这种疼游走到哪儿哪儿就疼，心慌出汗，出的都是冷汗。我还有牙疼，去专门的牙科医院进行检查也没有什么问题，牙是好的，就是疼。就像我们常听的一句话"牙疼不是病，疼起来真要命"。

（学员具体案例参见本书第 7 章 7.10 节）

牙周围的牙龈肌肉是骨骼肌。牙齿及牙周没有器质性问题，但出现牙齿或者牙龈疼，应该与牙周肌肉过度紧绷有关。在询问当事人的生活经历时会发现，当事人曾经受到过较强烈的心理刺激，牙齿或者牙龈疼可能与应激性生活经历有先后顺序。

7. 发抖

案例 "真善美"（100 期特训营学员）

学员自述： 我初次来月经的时候，月经期就出现了问题，间接导致了我的焦虑。我感觉我应该从十几岁开始就有焦虑问题了，那时候就有晕倒的情况和偶尔性的失眠。这个与原生家庭有一些关系。我妈妈是精神病患者，小时候受过创伤，从十几岁开始就晕倒过几次，去医院检查，什么问题都没有。我有失眠、焦虑、抑郁，还有惊恐。我在六年前（2016 年以前）的时候受到一次惊吓，被我后面的人吓着了，人就要晕倒了，眼睛看不到，耳朵听不到，手抖，心脏不舒服，说话也说不清楚，紧张害怕。后来我就离开了工厂。第二天的时候我去领辞职工资，又遇见了那个人，便又惊恐发作。我在那个时候的问题是对于特定的人害怕，从而出现惊恐发作的问题。从那以后，我几乎每天都惊恐，每天到晚上就开始害怕，还出现了高血压，到了 150 毫米汞柱。那个时候的我很痛苦，每天睡不着。我是一有事儿就睡不着，有时候能睡着，不过是间断性的。在 2022 年的 5 月份因为再一次受到惊吓，我又开始失眠、惊恐了。这一次是被我的邻居给吓到了。我不敢去面对邻居，遇见邻居也是躲着走。去中医院看，中医让我吃中药，吃中药花了五六千块，越吃症状越多，出现了游走性的全身肌肉跳动，还有身体颤抖，游走性的颤抖，后来脑袋也颤动。

案例分析

有一部分学员会有发抖的情况，惊恐发作期间多见，部分人平时也会出现手指、四肢发抖，身体局部肌肉跳动、抽搐的现象。在神经内科门诊，排除了其余原因外，经常诊断为"特发性震颤"。肌肉运动主要受运动神经系统调节，排除了神经受压或损伤、着凉等常见原因后，这种自发的肌肉发抖多来自强烈的精神刺激、被惊吓的经历。推测这种关于应激性事件的经历的记忆，会一直储存在大脑与记忆有关的神经核团中，并不断刺激与运动有关的运动神经元核团，导致肌肉的不自主的痉挛。部分人还会出现左侧或者右侧肢体无力或僵硬的感觉，当事人应该特别当心中风。

在排除了脑血管疾病并进行相关正念训练后，这种情况会消失。

8. 发麻

案例 "VIVI"（102 期特训营学员）

学员自述： 我患有焦虑症最起码有三年的时间了，很多症状都有，就比如这个身体部位发麻的问题，我是手部发麻。

（学员具体案例参见本书第 7 章 7.12 节）

案例分析

手指发麻、头皮或者皮肤上有蚂蚁爬的感觉，是神经紊乱导致的感觉异常。我们有很多学员和朋友都会有麻的感觉，各种麻，各种不同躯体位置麻。在日常生活中，当突然出现一个刺激时，很多人会出现头皮发麻的情况，我们来看一下其原因。

张博士亲身经历：

在 2021 年国庆期间，我和朋友围绕蜀山之王——贡嘎雪山徒步了几天。在海拔3500~4000米的高度露营，徒步。其间，我注意到在海拔较高的地方，我的面部会发麻，在和朋友交谈时这种发麻的感觉会加重。

同行的一位朋友告知，他在朝拜冈仁波齐峰的环线路途中，在海拔4800米的高度奔跑了80多米，也发生了浑身发麻的情况，伴随呼吸困难。

很明显，在高海拔地区，由于氧含量比较低，机体处于应激状态。

为了确保重要脏器功能正常运行，机体会把氧气和能量优先供应大脑等脏器，而皮肤由于对生存危机而言优先级较低而出现供血、供氧、供能不足的情况。我认为这是高海拔皮肤发麻的原因。

还有一个现象是在高海拔地区吃饭过饱也会引起头晕、头疼等高原反应。这应该与消化食物会消耗过多氧气和能量有关。我在这次徒步第一天晚饭饱餐后，出现头疼、恶心现象，把食物呕出后，这些现象都迅速缓解。

在低海拔地区患有焦虑症的朋友出现的局部身体发麻机制与以上分析类似。焦虑状态下整个身体本质上处于应激状态，此时骨骼肌会比较紧绷，这会占用很多能量和氧气。

皮肤同样由于优先级较低而缺氧及能量，便出现了发麻现象。如果焦虑状态过重，骨骼肌占用了过多能量和氧气，就会出现患有焦虑症的朋友常见的头晕。

应激状态下的器官供血优先级			
供血优先级	1	2	3
普通人在高海拔地区	大脑等脏器	骨骼肌	皮肤
患有焦虑障碍的人在低海拔地区	骨骼肌	大脑等脏器	皮肤

其实在日常生活中，当突然出现一个刺激时，很多人会出现头皮发麻的情况，原因是类似的。

9. 全身乏力、累

案例 "娜娜"（48 期特训营学员）

学员自述：我从事美容养生行业十年，这一行的压力还是很大的。我特别容易疲惫，四肢乏力，睡眠也不是很好，有一段时间嗜睡，对什么都提不起兴趣，什么事情都不想干。

（学员具体案例参见本书第 7 章 7.26 节）

案例分析

全身乏力可能与在长期精神和身体紧张的状态下，体能下降，体内的能量储备物质"肝糖元"和可以利用的脂肪消耗过多，身体能量不足、血糖和血脂处于低水平状态有关。部分学员可见饭前乏力表现，在日常生活中经常可见紧张情绪后感觉疲乏。

10. 体重下降

案例 "螃蟹妈妈"（57 期特训营学员）

学员自述：我患有重度焦虑和中度抑郁，从开始康复到完全康复，大概是七八个月，基本上没有什么特别的不舒服了，完全能自如地生活了，也能感受到真实的生活了。我的躯体反应特别多，但是到现在为止，全部都好了。我当时就是头胀，做噩梦，身体发抖，腹泻，胃酸特别厉害，没有食欲，身体暴瘦，从 106 斤瘦到 80 斤左右，还有耳鸣，会有大海的嗡嗡声，整个人的状态也是很没有精神，迷迷糊糊的，完全感受不到自己的心在哪儿，好像自己的灵魂走脱了。

（学员具体案例参见本书第 7 章 7.20 节）

(案例分析)

　　焦虑、恐惧情绪、身体疼痛、惊恐发作持续一段时间后，很多人发现自己的体重下降了。我印象最深的是 2020 年一位学员的体重从 200 多斤下降到了 150 多斤。体重下降的原因有很多，普通人往往会担心是不是得了肿瘤，在检查没有问题后，开始担心是不是早期疾病没有被发现。实际上，在焦虑、恐惧状态下，肌肉紧绷等现象会消耗大量能量，体内的脂肪会快速消耗，体重就会下降。体重快速下降往往伴随着低密度脂蛋白等血脂指标升高的现象。通过学员的反馈，我们观察到在参加在线正念疗愈焦虑课程（Online Mindfulness Based Intervention for Anxiety，EMBIA），在基础正念练习的基础上，针对性练习"与困难共处"，将创伤性事件的记忆逐步淡化后，体重下降、血脂升高的现象会好转。

11. 低烧

　　一部分患有焦虑障碍的学员，会出现体温轻度升高的现象，一般会低于 37.4 摄氏度。经过医院诊断排除了自身免疫疾病的可能。推测这种体温轻度升高与焦虑状态下新陈代谢加快产生了更多热量有关，新陈代谢加快表现为体温的升高。体温升高的过程往往伴随着体重下降。

1.1.2 内脏表现

　　焦虑障碍躯体症状还包括一些内脏感受异常。

1. 心脏及血管

心脏是人体的一个重要器官，焦虑障碍会导致一系列症状。

（1）高血压

案例 A "禅境慈亮"（57 期特训营学员）

学员自述： 我第一次惊恐发作的时候血压就很高，在急诊室测量，高压达到 220 毫米汞柱，低压在 130~160 毫米汞柱之间，具体多少我记不住了。当我看到自己的血压这么高时，我都被吓住了，医生建议我吃降压药。降压药吃了很长一段时间，后来通过正念训练，每天练习 4~6 小时，所以我恢复得很快，高压维持在 120 毫米汞柱上下，降压药也由最初的一片减到半片，后来就不吃了。

案例 B "rain"（36 期特训营学员）

学员自述： 我当时是无法睡觉，会莫名地害怕，高血压也很严重，在和朋友聊天时血压都能升到 180~200 毫米汞柱，这让我不敢说话了。在 2022 年 2 月份左右参加特训营，开始正式的学习，每天可以练习 2 个小时以上的时间，所以恢复还是很快的，高血压也得到了一定控制，虽然还是在吃药，但是血压很稳定。

案例分析

高血压是美国心理生理障碍学会制定的心身疾病名单中一种与心理因素有关的心身疾病。但目前国内医疗界对高血压的治疗还不重视心理因素的调节，仍然以药物为主。

很多患有焦虑障碍的人会出现血压高的情况，多见于容易紧张和焦虑、情绪波动比较大的人。很多焦虑障碍当事人都测量过血压，但可能对血压反映了什么并不清楚。简单而言，你可以把血压理解为血液流动过程中给予血管壁的压力。在焦虑或者惊恐发作状态中，心身高度紧张，需要更多的血液输送更多的能量物质，因此人体就会通过神经内分泌系统升高血压（可以理解为更硬一些的管道，便于更快地输送血液），更高效地获得能量。焦虑/恐惧情绪还会直接通过神经内分泌系统升高血压。经常有学员担心自己血压高发生危险，稍不舒服就测量血压，频繁测量，稍微高一点就焦虑，焦虑情绪出现后，感觉更不舒服了。于是继续测量，发现更高了。忍不住测量血压，越测量越高是很普遍的现象。其实血压高的根本是焦虑情绪，学会调节焦虑情绪了，血压自然就逐步下降了。有一种高血压叫"白大褂高血压"，就是见了医生后血压就高。它本质上也是焦虑情绪通过神经内分泌系统影响血管压力导致高血压的。

要确定是焦虑障碍导致高血压，需要先排除肾上腺肿瘤、肾动脉狭窄等原因导致的继发性高血压。

（2）心率高、心慌

案例 A "eternal"（100 期特训营学员）

学员自述：我大概是在 2010 年出现症状的。在我上高三的时候，由于学业紧张，一次下晚自习时踩空了楼梯，脚骨折了，导致不能走路。在此期间我做很多事都不方便，3 个多月才好。脚刚好不久，就听闻我大舅舅发生意外的消息。那是我第一次经历亲人离世，在很长一段时间内脑海里总是浮现出他在世的画面。打那时候起，我上课总是容易走神，甚至考试的时候会突然出现症状，感到心跳加快，要一只手撑着额头才能坚持写字，每一次考试就感觉人要虚脱一次。后来学校里的体检也发现我的心跳快，就去医院，各种检查，24 小时动态心电图、心脏彩超、甲亢检查，这些都正常，可是人不舒服又是真实存在的。医生说可能是我来医院紧张，之后每次去医院测量血压和心率，我的心率都是快的。十几年来一直在心内科就诊，每次去医生都会给开降心率的倍他乐克，就这样吃着，但症状一直没有得到彻底的解决。

案例B "小北"（17期特训营学员）

学员自述：我在康复前总是出现头晕、头痛、心慌、双脚无力、发抖、出汗等症状。我在中考和高考的时候就出现了焦虑，当时检查了什么都没有问题，就是会出现一些躯体症状，我在紧张的时候就容易感觉到心慌，接着躯体症状就会出现，会感觉到坐立不安，继而会加重紧张，又会加重心慌，考完之后就没有这些症状了。上大学后和室友关系不太好，由于她们睡得比较晚，我就失眠了，接着出现了一些症状，后面检查发现是焦虑，也吃药。吃药后开始感觉很好，后来减药的时候复发了，再到后来就感觉控制不住了，很难受。我在2020年11月进入特训营接触正念，练习以后就感觉症状减轻了，现在也在坚持练习。

案例分析

"eternal"这位学员的发病原因是亲人去世创伤及骨折所致的生活不便，压力过大导致安全感下降产生了焦虑障碍。"小北"这位学员的发病原因是学业压力大和人际关系不和谐所致的心慌和失眠，进而产生了焦虑。对于健康人来说，一般心率在一分钟内跳动60~100次之间是正常的。然而，这个范围并非固定的，它可以因为年龄、体重、身体健康状况和日常活动水平等因素而有所变化。心率高，往往会感觉到心脏跳得快。焦虑的朋友心率高的底层原因大多还是与焦虑本身有关。过度焦虑消耗能量多，就需要心脏跳得足够快，把足够的氧气和葡萄糖及脂肪等能量物质送到需要更多能量的部位，比如骨骼肌、心肌、肺部。除了能量代谢增高导致心率加快外，焦虑情绪也会通过让大脑发出需求指令、内分泌系统传导并执行，使心脏更快地跳动。部分人在做心电图检查时会发现有室性早搏或者房性早搏。

（3）心脏区针刺样疼

案例 **"静心大姐"（23期特训营学员）**

学员自述： 我在2020年6月因为做胃镜检查感到紧张，导致失眠，太突然了，之前我的睡眠一直是挺好的，当时是看中医，还做了针灸，但是不怎么管用，慢慢地就紧张、焦虑得厉害了，心脏前区麻、疼，心脏和后背有瞬间的刀割样疼。

（学员具体案例参见本书第7章7.6节）

案例分析

焦虑障碍期间心脏刺痛是经常发生的现象。有理论认为这是交感神经过度兴奋导致小的冠状动脉痉挛了，进而出现小动脉所供应的心肌组织有一过性缺血，会疼痛。有的心血管理论把这种现象诊断为"X综合征"。但其本质是焦虑障碍的躯体反应，与长期压力导致的情绪及自主神经功能紊乱有关。

X综合征，也叫微血管性心绞痛，是一种心脏问题。患者主要表现为发作性胸痛，既可能是典型的运动后胸痛，也可能是非典型的胸闷不适感。患者还可能会有焦虑、恐慌和抑郁等精神症状。常常服用硝酸甘油并不起作用，而且疼痛可能会持续一到两个小时。有些患者可能会在凌晨被疼痛惊醒，还有些患者可能会经历较长时间的胸痛。尽管冠状动脉正常或没有狭窄，但根据运动时的心电图推测存在心肌缺血的现象。

（4）心电图 ST 段低平

"静心大姐"（23 期特训营学员）

学员自述： 我在 2014 年遇到了四件事情，其中一个就是父亲的去世。这导致我在年底感觉心脏不舒服，心慌气短，说话没力气，心脏有紧缩感、沉重感，心率低，有时候每分钟不到 60 次。

（学员具体案例参见本书第 7 章 7.6 节）

案例分析

心电图（ECG）是用来记录心脏电活动的一种检查方法。ST 段是 ECG 中的一个部分，它反映了心脏在收缩和舒张之间的时间。在正常情况下，ST 段应该是水平的，但是如果它下降到了比正常水平更低的位置，就被称为 ST 段低平。ST 段低平可能是一些心脏问题的表现，例如心肌缺血、心肌炎或心肌损伤等。

患有焦虑障碍的人出现心电图 ST 段低平但又没有心肌缺血的证据，可能的原因是在焦虑状态下，身体需要消耗比平时多很多的能量。为了快速把血液输送到各个需要更多血液的部位中，心脏需要更快地跳动，或者增加每一次收缩的幅度。心脏需要更快地跳动及更大幅度地收缩本身也需要更多的能量。如果心脏获得的能量不足，就会出现心肌短暂缺血，在心电图上表现为 ST 段低平。心内科专业会把心电图 ST 段低平归类于 X 综合征，可参见关于 X 综合征的描述。

也有一种可能是在焦虑状态下，心脏电传导系统出现了功能性异常，出现 ST 段低平表现。

我们可以观察到，康复后的学员 ST 段低平的现象会消失。

2. 肺结节

"rain"（36 期特训营学员）

学员自述： 我在 2019 年年底的时候查出来肺部有结节，左肺部有两个磨玻璃结节，直径差不多有 5 毫米、4 毫米，躯体症状变得严重。我在国外生活，在 2019 年 12 月份回国后得了重感冒，咳嗽得厉害。在 2019 年年底到 2022 年这两年多期间，肺结节的大小之类的特征是没有任何变化的。在这期间，我每半年去做一次检查，肺结节的大小都是没有任何变化的。我在 2022 年 2 月份左右参加特训营，开始正式的学习，每天可以练习两个小时以上的时间，所以恢复得还是很快的，高血压也得到了一定控制，虽然还是在吃药，但是血压很稳定。体验课第一天上课做身体扫描，就让我的睡眠比平时多两个小时，我十分欣喜，所以每天做练习的时间也比较长，身体扫描对我来说作用最大。在 7 月份进行复查的时候，我意外地发现一个结节小了，另一个结节没有了，太惊喜了。

案例分析

一些患有焦虑障碍的学员多见各个部位的结节。在焦虑状态时，人体处于应激反应中，长期应激反应会使人体相关组织处于慢性无菌性炎症状态。如果排除了结核结节及恶性结节的可能性，焦虑障碍伴发的肺结节属于慢性炎性结节的可能性大。在实践中可以观察到焦虑状态好转后，炎性结节随之消失。

3. 吞咽异物感

案例 **"安静的蜗牛"（03 期特训营学员）**

学员自述： 我有一天早上吃饭，早餐堵在喉咙口，根本就没有办法吞咽食物了，那个时候已经完全吞不下去了。然后怀疑是不是得了食道癌，我就去做胃镜、全身 CT 等，全部都查过后，没有任何问题，但我心里还是害怕的。

为期两个月的特训营，对我有一定的帮助，有些症状慢慢地减轻了。特训营是在 2021 年大概 8 月份的时候结束的，从特训营结束直到 12 月底，这四个月期间，我出现了各种症状的反复，然后反复一次比一次厉害，某一个症状会至少反复三次。当你有症状反复的时候，你更要用温和的态度去对待它，这个症状就会很快减轻，反反复复几次以后，它就不会再出现了。

（学员具体案例参见本书第 7 章 7.27 节）

案例分析

当事人会经常感觉到在吃饭时咽喉部位有异物，甚至达到难以下咽的程度。焦虑障碍伴随吞咽时有异物感，可能与局部肌肉痉挛有关。在吞咽前会紧张，从而导致异物感更强烈。部分案例可以发现与创伤性经历有关，如有被鱼刺卡喉咙的经历。

4. 胃

（1）胃胀、嗳气

案例 "正念常存"（34 期特训营学员）

学员自述：医生说我的问题是肠易激综合征。知道自己患有肠易激后就到处去检查，当我的肠易激有所好转的时候，又出现了胃部嗳气。

（学员具体案例参见本书第 7 章 7.17 节）

胃胀、嗳气可能与交感神经长期兴奋导致胃肠道平滑肌蠕动减慢有关。正常情况下，细菌分解肠道内的食物产生气体以后，是通过肠道蠕动，把气体通过肛门排出去的。但肠道蠕动减慢后，气体无法及时排出而积聚。焦虑情绪与大脑感知到的危险有关，在大脑感知到危险的情况下，消化功能与生存比起来不那么重要，更多的能量就被运送到了骨骼肌上，胃肠道蠕动自然获得的能量少了，蠕动慢了就会胀气，气体就会跑到胃里，就会胃胀，胃里压力太大的同时伴随胃与食道连接处的平滑肌松弛，气体会顺着我们的食道排出来，就是嗳气了。

（2）胃食道反流

案例 "坚持"（24 期特训营学员）

学员自述： 我在 2019 年年底的时候出现了焦虑问题，有家庭和工作两方面的原因。我的焦虑还是很严重的，包括失眠和一些躯体症状。我首先出现的是失眠的问题，接着各种躯体症状就出现了，比如背疼、胃食道反流、头晕等症状。

（学员具体案例参见本书第 7 章 7.7 节）

胃食道反流是指胃中的食物和胃酸逆流进入食道，引起不适或疼痛的一种情况。胃食道反流可能会引起胸口灼热感、酸味、嗳气、喉咙痛和咳嗽等症状。焦虑状态有可能也会引发胃食道反流的现象。

焦虑障碍出现胃食道反流，其机制可能是在焦虑状态下，交感神经长期过度兴奋，胃肠道蠕动减慢，随着肠道内气体增多，导致肠道内压力增大，进入胃部；压力进一步增大，就会把本来已有一定松弛的胃和食道的接口——贲门（是平滑肌结构）进一步撑开，胃酸和胃内容物由此进入食道，导致食道黏膜被胃酸烧伤产生极不舒服的感觉。

（3）大便多

案例 "正念常存"（34 期特训营学员）

学员自述： 医生说我的问题是肠易激综合征。当我知道自己是肠易激的时候就去网上查什么是肠易激，那时候什么辛辣的东西我都不敢吃，就是吃一些很正常的东西都会让我拉肚子，我就开始怀疑、恐慌、不放心，去医院做胃镜、肠镜检查结果都是正常的，没有什么器质性的改变。那时候我正常吃饭都会拉肚子，有一次我吃盒饭，在盒饭里吃到一个辣椒，我就感觉瞬间不行了，肚子就开始咕咕叫，想要去卫生间。

（学员具体案例参见本书第 7 章 7.17 节）

案例分析

面临较大压力时，比如现实压力或者疑病，很多人会伴随大便多、便稀的情况，部分人出现肛门坠胀感，很多食物加重胃肠道蠕动过快的情况。临床上把这种压力导致的状况命名为"肠易激综合征""胃肠神经官能症"。这本质上是心理压力导致的胃肠道的应激反应。形象地打个比喻，如果持续看到一只凶猛的动物，你就会把身体内暂时不那么需要的肠道内容物排出去，以有利于自己活下来。这种反应是机体经过长期进化形成的自我保护机制。

5. 泌尿系统
尿频、尿急

案例 A "子鉴"（95 期特训营学员）

学员自述： 我小时候就有点儿尿频，那时候还不能确定是否与焦虑有关系，长大后这样的问题更明显，每次焦虑的时候如果睡不着觉，就会频繁地上厕所，一晚上能去八九趟。如果喝的水还有点儿凉的话，两个小时左右就得跑五六趟厕所，令我十分苦恼。还有一种情况导致我尿频，我在写文章的时候，有时脑子里想法比较多，大脑高速运转，就会手脚冰凉，这样的情况会经常出现，尿特别频繁，一个小时三四次也有可能。

案例 B "心静如水"（62 期特训营学员）

学员自述： 我在 2022 年 3 月 16 日参加特训营。我以前一紧张就尿频、尿急，憋不住，比如说出门坐火车，我一到火车站的站台上，一紧张就容易有尿，就憋不住了。

案例分析

长期压力会导致身体处于应激反应状态，部分患有焦虑障碍的学员会伴随小便多、尿道不舒服的现象。排除了尿道感染等因素，就需要考虑是心理因素导致的，其机制类似于身体把不需要的废物频繁排出体外，以确保最大概率生存下来。有的当事人反馈，尿频会伴随密闭空间恐惧症，是因为曾经发生过在火车上没有小便的条件的情况，此后便出现尿频和密闭空间恐惧症。

焦虑情绪好转后，这种情况会逐步消失。

6. 内分泌

（1）甲减

案例 "泡沫"（101 期特训营学员）

学员自述： 我的焦虑是在 2022 年 8 月份爆发的，是因为在办公室里工作长期不开心、压抑，然后有时候就会出现轻微手抖、手心脚心出汗，这种现象持续了三四个月的时间，8月份惊恐发作了，我能感觉到心里一直很焦躁。

甲减我也有，已经存在很多年了，发现它的时候，就已经是重症了。

焦虑与家庭因素和自身性格有关系。我妈妈有抑郁症和焦虑症，她从小管我很严格，有些事情一直勉强我，不会听我内心的想法，导致我有时候过得很压抑，这让我形成老好人的性格。在人生的各个阶段，从小学、初中、高中、大学到工作阶段，我都遇到人际关系压力，经常会出现我一直讨好别人，别人反而对我爱搭不理、占便宜的状态。我还是严重的完美主义者，做事情要么做好，要么直接不干，性格比较急躁。

我的重症甲减是在2018年发现的，当时因为月经失调去检查的，脸浮肿，吃很少的东西还有点微胖，容易疲劳、便秘。小时候，因为脖子有点粗大，去医院检查过，但那时的医疗没有现在发达，没有具体查出什么。后来我了解到张博士，进入了特训营101期学习，刚开始的时候每天练习两个多小时，大概持续了一两个月，现在一般练习一小时左右，症状也有些好转。

案例分析

甲减，也称为甲状腺功能减退症，是指甲状腺产生的甲状腺素水平过低的一种疾病。甲状腺素是一种重要的激素，能够调节身体的新陈代谢，包括心率、体温、能量消耗等多种生理功能。因此，甲状腺素水平不足会导致身体各个方面的功能受到影响，从而引起各种不适和症状，如疲劳、体重增加、情绪低落、皮肤干燥等。

我们观察到，长期处于焦虑及抑郁状态中的学员会发生甲状腺功能低下的情况。这里的讨论不涉及其他原因引起的甲减。一种可能的机制是，在抑郁状态下人体不需要过多能量，而甲状腺素的功能是促进新陈代谢、加速物质转化、产生能量等，因此，可能是抑郁状态下神经系统的异常，导致甲状腺功能减退／甲状腺素分泌减少。甲减多见于广泛性焦虑合并抑郁较重的朋友。

（2）高血脂

案例 **"阿弥"（47 期特训营学员）**

学员自述： 我去医院做全面检查，除了血脂高，没有其他问题。血脂各项指标中甘油三酯一项高，是正常标准的好多倍，最高时到过 17（正常是 1.8 左右），其他血脂的各项指标包括胆固醇、血糖等都正常。后来知道这种情况主要是与焦虑、饮食习惯、运动习惯有关。

（学员具体案例参见本书第 7 章 7.18 节）

案例分析

很多焦虑障碍当事人会有高血脂、体重下降的症状。这可能是在紧张的时候，为了将更多的能量输送到骨骼肌中，就把身体内的皮下脂肪、内脏脂肪加速分解，使之进入血管，提供给需要更多能量的器官。很多焦虑症患者在做化验的时候，就会发现血脂异常。

焦虑为什么会导致血糖高和血脂高？

想象一下，你的身后有一匹狼一直在跟踪你。

这种威胁会激活人类的应激防御系统，肌肉会处于随时可以爆发出力量的状态，大脑高速运转。在这种状态下，肌肉内部进行着比平时高数倍的生化反应以产生能量，便于在狼发动攻击时你可以有力反击。

这种能量就来源于我们体内的葡萄糖，或者脂肪酸在线粒体（细胞能量工厂）内的物质燃烧。肌肉内部的少量葡萄糖被燃烧殆尽后，大量的葡萄糖从肝脏进入血液，此时血糖会快速升高。

当体内存储的救急用的葡萄糖消耗完后，神经内分泌系统开始调用体内最大能量物质仓库内的存货，相当于地主家陈粮的脂肪，进入骨骼肌内进行燃烧。脂肪以脂肪酸等形式从其所在的腹部、臀部、内脏进入血液，血脂浓度就会升高。

这种情况下的血糖和血脂升高是生理需要，并不是因为吃的食物过多、食物结构不合理、运动过少。

一个人如果长期处于焦虑、恐惧的状态，就如同身后一直跟着一头狼，为了应对威胁，人的身体一直处于"备战"状态，就可能引起血糖、血脂升高。

（3）经前期综合征

案例 "Ms.CC"（92期特训营学员）

学员自述： 我是重度焦虑伴随抑郁，但是没有吃这方面的药。在每个月的经期前症状都会反复，在最近的这次月经前还是焦虑，通过正念，这次我只花一天时间就从焦虑情绪中走出来了，是6个月以来走出来最快的一个月。之前，经期前一个星期和经期中能有四五天都在焦虑反复，后来的每一次反复都会情绪崩溃，但时间变短。在经期前几天情绪失控、易怒，引发焦虑、抑郁情绪，在半年前（2022年年底）是每天都情绪失控并持续了好几个月，崩溃痛哭，全身酸痛无力，躺床上不能动。半年后每次反复都发生在经期前后，通过学习课程中的"四轮驱动"之一的人际关系支持，和群友聊天，慢慢地，每月经期反复的时间一次比一次短。最近的一次经前，我的情绪只失控了一天，第二天就恢复正常了，身体症状都减轻了。

案例分析

综合妇产科与精神科专业的信息，经前期综合征与月经周期神经内分泌因素变化产生的躯体不适和焦虑、抑郁情绪及生活中的压力事件有关。在妇科领域没有某种药物对所有人有稳定的疗效，精神领域的抗焦虑、抗抑郁药物经常被推荐。心理干预是核心手段。

1.1.3 焦虑障碍的躯体不适的本质是心身应激反应

焦虑障碍学员经常会发现，当头脑中担心一件事情时，自己的头皮会发紧，或者因为一个让自己害怕的想法导致心脏跳得快而且不舒服；因为与家人的关系或者与人意见不同而产生胃肠道不舒服，也会经常有当事人反映头脑中出现过去受过惊吓的画面后，自己的头皮开始疼，头晕。通过与众多学员交流，我们得出一个结论：焦虑障碍的躯体反应，是心理因素导致的。在出现躯体症状之前，往往有灾难化思维及焦虑和恐惧等情绪，以及创伤性事件记忆在大脑中的突然出现（即闪回）。闪回是指，关于伤害事件的记忆或画面不断地出现在梦境中，甚至在清醒状态中也不断地在脑海中重现，因而使受害者经常处于惊恐和痛苦中不可自拔，好像创伤性事件就发生在刚才。

灾难化思维及焦虑和恐惧等情绪与长期压力导致的安全感不足有关，创伤性事件的记忆也可以理解为心理事件。因此，这些躯体不适本质上是心理因素导致的身体应激反应。

1.1.4 "觉心正念"EMBIA 如何应对焦虑障碍的身体症状？

"觉心正念"开发的在线正念疗愈焦虑课程是在吸收了有众多科研实证的正念认知疗法（MBCT）/正念减压课程（MBSR）的有效成分后，又针对患有焦虑障碍的学员特点，融入了系统脱敏疗法、对应激性生活事件记忆做内暴露等方法研发而成。（具体介绍参见本书第 5 章 5.1 节）

根据"觉心正念"教学团队的经验，有效化解焦虑障碍的躯体症状大致需要四步。

第一步，必要时做检查

第一次出现身体不适，尤其是心脏部位不舒服时必须做检查。如果检查没有发现问题，以后再次发生不舒服时就不必再检查了。很多患有焦虑障碍的学员由于担心身体会出现问题，每隔一段时间就去检查，担心身体在这段时间内发生了问题。实际上是不必要的。还有一些人对阴性检查结果保持怀疑态度，认为可能是漏诊了、仪器不够先进或者医生水平不行。然后不断地去找更大的医院求诊，或者换医生诊断。没有检查出来问题让很多人觉得自己可能得了潜在的大病。还有一些人希望用阳性检查结果证明自己的不舒服的确是有真实依据的，这也是他们反复检查的一个原因。由于担心身体出问题，有些人会反复做心电图、CT或者磁共振。有心脑血管家族病史的人，在这方面进行反复检查的现象更普遍。

第二步，学会自己缓解身体不适

焦虑障碍的身体不适与灾难化思维、情绪有关，也与创伤性记忆有关。前者会导致心脏、胃肠道反应较重，后者会以骨骼肌长期过度紧绷导致的疼痛、抖动为主。我们的经验是在经过半个月左右"身体扫描""正念呼吸"及"正念行走"等基础练习后，应用"暂停"等"正念回应"的方法会较快地缓解心慌、胃肠道不适等自主神经功能紊乱症状；肩背部等部位骨骼肌疼痛、抖动、发紧等症状也会在应用"暂停"等方法后得到缓解。

（"暂停"的详细步骤参见第5章第一模块）

第三步，打开心结

身体骨骼肌附着部位的疼痛，如不明原因的头皮发紧甚至疼痛、牙龈疼痛、脖颈部与后脑勺部位的拉扯感等众多骨骼肌附着部位的不适，往往与生活中发生过一些刺激性事件有关。比如车祸、手术、目睹亲友去世、心理或身体被伤害。这些经历往往会形成"心结"。应用正念与心理学的方法相结合进行内暴露后，这些从头到脚都可能发生的发抖、发胀、疼痛、僵硬会逐步减少、消失。

（"打开心结"的详细步骤参见第 5 章第四模块）

第四步，调整个性

过于谨慎、敏感的个性往往有较多的灾难化思维和焦虑情绪。

焦虑障碍的部分躯体反应，会由灾难化思维和焦虑 / 恐惧情绪诱发，尤其是受自主神经支配的内脏不适和头晕。这些症状与焦虑状态下大部分器官供血相对不足有关。比如焦虑状态下胃肠道供血不足，会导致胃肠道蠕动减慢而出现胃胀、嗳气以及继发腹内压增高后胆汁反流和食道反流。

通过规律、系统的正念练习，安全感提高、思维模式发生改变后，躯体症状会有效减少。

总体上，如果已经排除了症状所在部位有器质性改变，那么大可不必为不适过度紧张。因为这些躯体反应来自心理因素，属于"心身应激反应"，这种反应并没有危险。我们经常给学员讲"三不一好"：不会疯、不会死、不遗传、能好。其中"不会死"就是指焦虑障碍的躯体反应没有危险。难受程度高并不意味着危险程度高。我们的大量学员在掌握了"暂停"等"正念回应"的方法后，包括应激性高血糖、高血压、高血脂、高心率这些容易让人浮想联翩的现象都会逐步恢复正常。

在康复过程中，学会了自己调节灾难化思维、焦虑情绪后，受自主神经影响的脏器不适的症状会好转、消失。对于惊吓、刺激的应激性事件依照正念与系统脱敏疗法相结合的程序进行干预后，外周骨骼肌过度紧张所致的固定性或者游走性疼、胀等症状会好转、消失，过度消耗能量导致的体重快速下降现象会得到遏制。我们也观察到，学习正念干预课程后，多个学员出现甲状腺结节和肺结节消失的现象。推测这种结节是由于慢性压力 / 应激产生的"炎性结节"，压力反应降低后，这些结节随之消失。

（"认知调整"的详细步骤参见第 5 章第二、第三模块）

1.2　情绪障碍

1.2.1　焦虑

案例 "VIVI"（102 期特训营学员）

学员自述： 我的焦虑症最起码有两年时间了。重度焦虑的时间应该是从 2022 年 5 月到 9 月。在 5 月我生宝宝了，接着就是坐月子，到了晚上就没有睡好，后来就变得越来越睡不好。就这样，在我出了月子之后，就去看心理医生了。那个时候我认为自己得了抑郁，就去看心理医生。心理医生说："你这不是抑郁，是焦虑。"6 月我就去另一家医院看心理科。在此期间，具体症状也是有的，但还是觉得好像精神问题确实严重一点。我还是去看心理医生了。心理医生也说是焦虑，说我对自己的身体过于焦虑了，还是焦虑问题，我仍然不信。就这样拖了三个月，症状也变得越来越严重，又换了另外一家医院。那家医院的精神科医生相对权威一点，给我做了一些测验，并且说我已经是重度焦虑了，必须住院。

（学员具体案例参见本书第 7 章 7.12 节）

焦虑情绪是人类应对未知威胁的一种情绪反应。我们观察到焦虑障碍学员有两种焦虑情绪，一种是有具体焦虑 / 恐惧对象的情绪，一种是没有具体焦虑 / 恐惧对象的情绪。对于前者，有躯体症状的学员表现为对身体健康的异常焦虑，即使可能最近刚做过相应检查，也会忍不住想是不是再去检查一下，然后焦虑情绪加重了胡思乱想和身体不适；除了身体不适导致的焦虑情绪外，学员还会担心生活中的事情出现失控，经常有学员会担心老公是不是有婚外情、出差会不会有意外、喝酒会不会过多、孩子在学校会不会被欺负或被老师打骂。

1.2.2 抑郁

案例 "乞力马扎罗峰上的雪"（69 期特训营学员）

学员自述：当时我是很明显的三无状态，无食欲，无气力，无兴趣，觉着活着都没有什么意思，甚至想过自杀。而且晨重夜轻的特点很明显，害怕清晨的来临，经常是下午才能勉强起来，觉着自己没有起床的理由。

（学员具体案例参见本书第 7 章 7.3 节）

案例分析

很多患有焦虑障碍的学员由于各种压力源导致的焦虑状态持续过长，产生了"无论如何都不能解决这个问题"的感受，这种继发于压力产生的无可奈何、无从发力的无力和无助的情绪，就是抑郁情绪。学员往往有长期存在的现实压力（如工作压力）、有创伤性经历、个性过于敏感这些因素存在。从下面的动物实验中，我们可以知道抑郁发生的机制之一。

美国心理学家塞利格曼在 1967 年研究动物时提出，习得性无助实验可以演绎出抑郁情绪出现的过程。

实验是这样进行的：把老鼠关在特制的可通电的笼子里。实验人员间隔使用一定强度的电流或电压刺激老鼠的足底，老鼠由于疼痛而在笼子里四处躲藏。但不管它在哪个位置，仍会被电击。实验过后发现，经历过实验的老鼠，随后会对新的厌恶但可逃避的压力源产生应对能力缺陷的现象。这个实验的结论是：当老鼠接受连续无法控制或预知的厌恶性刺激（电击）后，将其放在可以逃避电击的环境中时，呈现出逃避行为欠缺的现象，同时伴有体重减轻、运动性活动减少、攻击性降低等行为改变。

在人类现实生活中，经历了慢性压力伤害的人，除了有抑郁情绪外，也表现出对新的可应付刺激的应对能力下降的现象。

1.2.3 恐惧

案例 "蒲公英"（84 期特训营学员）

学员自述：我的孩子正常地升入了杭州一所不错的普通高中，开始住校，我以为从此可以开始正常轻松的生活了。但是儿子又出现了各种问题，最令我绝望、心寒的是，有一次我发现我的支付宝账户上少了三万多块钱，后来发现是儿子拿的。我对孩子非常信任，密码都告诉过孩子，还让孩子帮忙取过钱。由于这件事，我又开始担心、失眠、焦虑、恐惧。

（学员具体案例参见本书第 7 章 7.11 节）

案例分析

恐惧症是一种心理障碍，指的是被某种特定情境或事物所引发的过度和不合理的恐惧、害怕或回避行为。恐惧症通常会导致患者产生强烈的焦虑和压力，甚至会影响他们的正常生活和工作。

以下是几种常见的恐惧症。

特定恐惧症：也称为"恐高症""恐鸟症"等，指的是对于某种特定物体或情境的过度恐惧，如对于蜘蛛、小动物、高楼等的恐惧。例如，一个人可能会因为害怕飞蛾而拒绝进入灯光较亮的地方。

社交恐惧症：也称为"社交焦虑症"，指的是对于社交场合的过度恐惧和回避。例如，一个人可能会因为害怕出丑而拒绝参加聚会或演讲。

广场恐惧症：也称为"广场恐怖症"，指的是在人群中出现的恐惧感和不适。例如，一个人可能会因为害怕在拥挤的公共场所出现而选择避开这些地方。

强迫症恐惧症：也称为"强迫症"，指的是对于某种特定行为或思想的过度恐惧和不安。例如，一个人可能会因为害怕自己没有锁好门而反复检查门是否上锁。

恐惧情绪往往有具体的对象，如与密闭空间有关的恐惧情绪往往与过去在密闭空间中发生过惊吓/伤害有关。

"觉心正念"的一位学员是东北籍，在4岁时不小心掉入了菜窖，过了几个小时才被家人发现；成人后叠加工作压力过大等因素，多次在飞机舱内爆发强烈的密闭空间恐惧。他在针对性地做创伤性记忆处理后恢复正常。社交恐惧情绪常常与在人际交往中出现过长期的不愉快社交经历有关。还有学员因为曾经在火车上无法小便几乎晕厥，多年后出现了不能坐飞机、地铁以及不能开车等情况。还有学员因为在医院放射科进行过输卵管造影而产生密闭空间恐惧。

在有具体的恐惧对象时，我们一般会尽可能避免再去面对这种场景。因此很多人不愿到人多的地方（担心出丑），如超市、公交车、地铁、电梯、医院；社交恐惧的人会回避人多的地方，或者当有人接近自己时出现恐惧情绪甚至躯体僵硬；有人无法离开自己家，或者到了一定距离必须停止，比如有人走出家门50米后必须返回。事后部分人出现自责。恐惧情绪往往与过去的应激性生活经历有关。学员需要学会自助式正念与系统脱敏疗法结合的创伤处理方法，消除应激源。在日常生活中出现恐惧情绪时，应用正念减压疗法中的"暂停"或者正念认知疗法中的"三步呼吸空间"即可。

对于密闭空间恐惧，可在调整恐惧情绪的基础上，正念结合系统脱敏疗法的方法对恐惧的场所分别进行想象暴露和现场暴露。想象暴露在后面章节中会有详细说明，现场暴露是到让自己恐惧的场所中逐步适应。

对于恐惧开车的情况，可以尝试下面的现场暴露步骤：

1. 坐在车里几分钟，但不发动车。
2. 发动车，但不移动。
3. 在停车场移动车，但不上路。
4. 短时间上路数次。
5. 试一下长时间上路。

对于不能坐地铁等公共交通工具的恐惧情绪，可以尝试以下步骤脱敏：

1. 首先在地铁口站着但不进去，感受呼吸并观察自己的情绪和想法，不抗拒出现的想法和情绪。
2. 进到安检口并停留，感受呼吸并观察自己的情绪和想法，不抗拒出现的想法和情绪。

3. 进到站台上，站立几分钟但不上车，感受呼吸并观察自己的情绪和想法，不抗拒出现的想法和情绪。

4. 觉得自己愿意上车了，尝试坐一站，其间感受呼吸并观察自己的情绪和想法，不抗拒出现的想法和情绪。下车。

5. 然后再慢慢多坐几站。按照以上步骤逐步减少并不再害怕密闭空间。

1.2.4 惊恐

案例 "huang"（12 期特训营学员）

学员自述： 我在 2021 年 1 月出现了惊恐发作、呼吸困难，整个人没有办法呼吸，开始联想、幻想，觉得自己是不是有什么病，是不是得了绝症。在接下来的 20 多天里，我专门跑医院里左查右查，该查的地方都查了一遍，结果是自己的身体没有什么问题。再次惊恐发作的时候已经严重地影响到了我的工作和正常的生活，在那次惊恐发作时家人差点打 120，还好自己挺了 5 分钟并挺过去了。

（学员具体案例参见本书第 7 章 7.23 节）

案例分析

惊恐情绪往往和过去有过被伤害、惊吓的经历有关，需要针对创伤性事件的记忆做专业处理，让这部分记忆不再引起强烈的躯体反应和情绪反应。

当我们面临危险或紧急情况时，身体会自动进入"战斗或逃跑"模式。人们可能会感到心跳加速、呼吸急促、肌肉绷紧，以及神经系统的一系列变化。这是一些生理反应，有助于我们应对危险。但是，对于某些人来说，这些生理反应不受控制，并且对他们的日常生活造成了负面影响。这种症状被称为惊恐发作和惊恐情绪。

惊恐发作通常被描述为突然而强烈的恐惧或不适感。其特征包括以下几个方面：心率加快或心悸、呼吸急促或气短、出汗或打冷战、感觉头晕或昏厥、胸闷或不适感、抽搐或震颤、身体过电感、濒死感、要发疯感或失去控制感，每次发作约一刻钟。发作可无明显原因或无特殊情境。还有一些人在某些特殊情境如拥挤的人群、商店、公共车辆中发作。

惊恐发作过程如果是继发于密闭空间，据我们观察，应该是灾难化思维起到了诱发作用，直至出现心脏不适、出汗、眼前发黑、感觉要摔倒的情况。没有诱因的惊恐发作，推测是创伤性记忆没有经过认知评价功能而直接让下丘脑—交感神经—心脏这个脑—心轴进入应激状态，这种状态让当事人非常害怕、恐惧，这些情绪又进一步加剧了心脏的应激反应，出现心率过快、血压过高、胸部憋闷等不适及继发性血钾下降。

当惊恐情绪来临时，我们推荐学员应用以下方法帮助自己稳定情绪：

- 勾脚背、命名周围物体、"正念行走"和"正念呼吸"。
- 勾脚背是指把两只脚的脚尖轮流向小腿的方向紧绷，注意力放在小腿肌肉绷紧的感觉上。每只脚勾30秒左右，然后换另外一只脚。一般3～5分钟后惊恐情绪会缓解。
- 命名周围物体是指命名周围看到的物体的颜色和名字并仔细观察其细节，比如周围有一张白色的桌子，就在心里默念"白色的桌子"，反复默念十多遍并仔细观察这张白色桌子的表面纹理、形状等细节。也可以再看看还有什么东西在周围，然后在心里默念。或者倒着念周围的牌匾、对联。

- "正念行走"和"正念呼吸"也是学员发现有帮助的方法，具体做法就是非评判地感受自己的呼吸和缓慢行走时脚底的感觉。

1.2.5　EMBIA 如何教会学员自助式稳定情绪？

根据"觉心正念"教学团队的经验，自助式稳定情绪的方法往往分为四步。

第一步，改变对情绪的误解

很多人认为有紧张焦虑情绪是不正常的。实际上，情绪是人类的本能，起到维持生存、预警危险的作用。这些情绪是人类在面对长期安全感不足时产生的一种心理 / 生理反应。人类的任何一种心理和身体现象都是经过进化，因为有价值才被保留下来的。因此情绪的存在是合理的。学会稳定情绪的第一步，就是需要改变以情绪为敌的不合理观念。

第二步，学会面对情绪时不焦虑

很多人在经历过反复出现不可控的强烈的情绪后，会焦虑这些不可控的情绪什么时候再出现。经常焦虑自己为什么会不停地出现"焦虑"情绪、担心何时会再次"惊恐发作"、焦虑不断出现的"抑郁"、焦虑自己到了密闭空间中出现"恐惧"情绪 / 惊慌失措可能被人嘲笑。

要做到对自己的情绪不焦虑，需要刻意练习面对情绪的能力。EMBIA 中有具体的正念方法，在情绪出现时能够通过关注呼吸、面对情绪、接纳情绪的组合逐步稳定下来。对于在特定场景中出现的惊恐发作和恐惧情绪，还需要结合创伤性记忆处理的方法。

（具体方法参见第 5 章第一模块中"暂停"的具体描述）

第三步，打开心结

恐惧情绪、惊恐情绪往往和生活中发生过一些刺激性事件有关，比如车祸、手术、亲友去世、心理或身体被伤害。这些经历往往会形成"心结"。

比如，59 期特训营学员"欢乐一家人"，曾因母亲脑出血，后来出现了头晕的问题；再比如 80 期特训营学员"女神"，曾经历两个姐姐和弟弟夭折，其中弟弟是在她带着玩耍的时候意外落入水缸的，她表示这个事件就成了她的一个严重的创伤性事件。而且她父母的重男轻女思想很严重，自从有了弟弟后，自己得到的关爱少了很多，使得她心里也很不是滋味。

这些累积的创伤，会在 EMBIA 中，通过正念与心理学相结合的方法，逐渐进行内暴露，慢慢地，这些情绪会逐步减少、消失。

（具体方法参见第 5 章第四模块中"与困难共处"的具体描述）

第四步，调整个性

独立的焦虑情绪和抑郁情绪（不是继发于惊恐发作和恐惧症的）与过于谨慎敏感、追求完美的个性有关。在 EMBIA 中通过"觉察—反思—洞见—态度"的学习，情绪稳定性会逐步提高。

（具体方法参见第 5 章第二、第三模块中"九点连线"的具体描述）

1.3　胡思乱想

患有焦虑障碍的学员表现出的胡思乱想分为三种：对未来的事情思虑过多、对过去的事情思虑过多、对现实中的事情往坏处想。常见的表现有：控制不住地担心没有发生的事情，有时候会意识到自己可能想得过多了，但不由自主；担心自己将来身体不好、担心老了怎么办；担心老公在外面有别的女人、担心孩子在学校里被老师不待见；悔恨过去的一件事情上自己不该有某些行为和语言，担心他人会怎么评价自己，这种自责的思维会导致情绪持续低落。

我们观察到胡思乱想从思维上可分为疑病思维、灾难化思维、自我苛责思维及思绪杂乱。

1.3.1　疑病思维

案例　"红刚"（7期特训营学员）

学员自述：我有严重的疑病症，很严重，经常胡思乱想，已经形成了恶性循环。经常控制不住自己，有灾难化想法，时常恐惧到失眠。

（学员具体案例参见本书第7章7.19节）

案例分析

疑病思维就是过度思考自己的健康会不会有问题。对自身感觉或征象常做出不切实际的病态解释，致使整个心身被由此产生的疑虑、烦恼和恐惧情绪所占据，担心或相信自己患有一种或多种严重的躯体疾病，反复就医，即使医学检查结果为阴性以及医生给予没有相应疾病的医学解释也不能打消顾虑。固执地认为自己患了一种或多种严重的疾病或目前尚未被认识的躯体疾病。过分关心自身健康和身体的任何轻微变化，并做出与实际健康状况不相符的疑病性解释。

这种疑病思维长期存在会导致身体不适反复出现、身体不适体验多种多样，有的定位清楚、描述清晰，如肝脏肿胀感、胃肠扭转的体验、头部充血感、咽喉部堵塞感等，有的则体验到定位不清楚、性质模糊的不适感。

1.3.2 灾难化思维

案例 "Time"（33期特训营学员）

学员自述：我是因为在坐月子的时候没有坐好月子，诱发了焦虑和抑郁。焦虑和抑郁问题应该是经过检查得出的结论。我去的是精神心理科，得到的答案是重度焦虑，医生就给拿些药让回去吃。那个时候我的状态特别不好，感觉自己哪里都不舒服，哪里都有问题，吃医生给开的西药也没有用。我就开始做推拿，有一点效果，其实那个时候我就有点焦虑的问题了，我觉得焦虑在生活中的表现是特别怕孩子丢，谁都不能帮我看孩子，谁也帮我看不了孩子，我母亲推着小车出去，哪怕我母亲抱着孩子，我都会觉得孩子会被抢走，会不会在路上出现什么危险。

（学员具体案例参见本书第7章7.16节）

案例分析

简单来说，灾难化思维就是把事情往坏处想，而且会基于灾难想象不断推想。比如，迎面而来的同事没和你打招呼，你觉得他在背后说你坏话；孩子未按时完成作业，就认为他有拖延症，甚至断言再这样下去，他的未来就毁了。灾难化思维会引起焦虑情绪，让人更加相信思维内容的可能性，产生更多的焦虑，两者形成恶性循环。

1.3.3 自我苛责思维

案例 "VIVI"（102期特训营学员）

学员自述：在练习中，我的感悟是这样的：我觉得我的性格就是有点过于追求完美。就像张博士说的，是慢性压力造成的。慢性压力和原生家庭是有关系的，我妈妈是一个比较爱抱怨的人，从而使我成了一个爱抱怨的人。其实我的生活环境从各方面来说已经比较不错了，但我还是不知足，就是有点吹毛求疵的感觉，现在不会这样想了。以前遇到这样的事情时，我就会一直在那里想，想到凌晨一两点钟，就会失眠，现在不会有这种情况了。

（学员具体案例参见本书第 7 章 7.12 节）

案例分析

自我苛责思维多见于追求完美的人，觉得自己的某些言行可能让他人对自己误解或者让他人对自己有负面评价。这种思维形式会在焦虑情绪外伴随较重的抑郁情绪。

1.3.4 思绪杂乱

案例 "楚楚"（22 期特训营学员）

学员自述：这样的状况困扰了我 10 年。2020 年，父亲去世了，我的失眠更加严重了。白天胡思乱想、集中不了注意力，灾难化想法不断出现，感觉每一天都生活在恐惧中，要么睡不着，要么睡着就被噩梦惊醒。想改变自己的现状又觉得无能为力，心里的苦无处诉说，总感觉有一股气在心里憋着，随时要爆炸一样。有时候脾气很暴躁，动不动就生气，有时候又整天不想说一句话，情绪低落，觉得所有人都不喜欢我，感觉十分痛苦。身体也出现各种问题，我只能头痛医头，脚痛医脚，哪里痛就医哪里，不停地吃药。吃药期间好点，停药就反复，总觉得还是没有找到一个好的解决方案。

（学员具体案例参见本书第 7 章 7.30 节）

案例分析

一些学员反馈头脑中塞满了杂乱无章的思绪，感觉自己的脑子要被撑爆了。推测这与长期压力导致的安全感不足有关。

1.3.5 EMBIA 如何缓解思维反刍？

思维反刍与长期压力导致的安全感不足有关。我们观察到，思维反刍好转需要四个举措：改变观念、不对抗胡思乱想、打开心结、调整个性。

1. 改变观念

改变观念是指不再为自己过多的胡思乱想苦恼，不再抗拒。要认识到，出现胡思乱想在一定意义上是合理的，存在即合理。之所以这样讲，是因为正是认为心里有放不下的事情、有心结，大脑才不断产生这些思维，提醒可能的危险。从这个角度看，我们就会明白，其实胡思乱想是合理的。减少对胡思乱想的抵触心态会让安全感有所提升。

2. 不对抗胡思乱想

不对抗胡思乱想是指，逐渐不再害怕头脑中出现的胡思乱想的内容，不抗拒脑子里想得过多的现象。胡思乱想会裹挟焦虑/恐惧情绪而且互相加强。不对抗胡思乱想，通过正念练习学会观察自己的思维，把胡思乱想和焦虑等情绪分离开。学员观察自己的胡思乱想，并且通过正念练习接纳这种情况，不再因为头脑中绵绵不断的思绪云集而焦虑。逐步减少试图控制思维反刍而又发现无法控制导致安全感进一步下降、思维反刍加剧的恶性循环。

（具体方法参见第 5 章第一模块中"暂停"的具体描述）

3. 打开心结

过去发生的不良生活事件会产生思维反刍，突然在头脑中出现一个令人感到害怕的画面。打开心结是指，要通过专业方法把不良事件在大脑中的记忆逐渐淡化，使得记忆裹挟的情绪逐渐减弱。在 EMBIA 中，主要通过正念与系统脱敏疗法结合进行创伤记忆处理。

（具体方法参见第 5 章第四模块中"与困难共处"的具体描述）

4. 调整个性

过度敏感、习惯性往坏处想的个性／认知模式特点是思维反刍的基础。通过持续的正念练习提高安全感、对个人行为及思维模式／行动进行反思促进内在态度的改变，这种个性特点会逐步得到调整。很多人对自己的个性能够得到调整没有信心，实际上我们的成语中有众多对个性／认知模式特点突然发生改变的描述，比如洗心革面、脱胎换骨、大彻大悟等。

经过系统的正念练习，思维反刍是可以恢复正常的。

（具体方法参见第 5 章第二、第三模块中"九点连线""压力反应"的具体描述）

以下是一位学员在学员群内分享自己行为模式改变的感悟：

事情的经过就是，我早上在外面练习时被别人无理取闹地打断，我当时就给他怼了回去，结果他灰溜溜地走了。我想说的是，当时的我情绪平稳，回怼有理有据，坚定而从容，内心没有波动起伏，并且我依然能够平静地回到练习中！这让我想起了您说的，做一个有棱角的好人，做人要有底线！这也让我想起了以前的我，即使自己有理，跟别人这样争论以后，自己的情绪也会特别激动、久久不能平复。这些变化是一年以来的练习带给我的。可能就是个性上潜移默化的变化吧！对康复的信心，我现在可以给自己打九分。

1.4 慢性失眠

　　焦虑／抑郁和失眠经常相伴。与焦虑及抑郁伴发的这种失眠不是通过调整上床时间、在固定时间起床、调整光线等睡眠环境能缓解的。睡眠是人的本能，每个人在小时候都是有自然睡眠能力的。但为什么随着年龄的增长发生了长期睡不着的情况呢？按照逻辑推理，一个现象出现，一定是有原因的。同样地，出现失眠，一定是有原因的。

　　目前心理学界、医学界比较认可的，导致成年人慢性失眠的原因主要有三种：以个性／体质为核心的易感因素，以心理创伤／心结为主的失眠诱发因素，以焦虑情绪为主的失眠持续因素。这三种因素都是心理因素，因此长期失眠问题的主要原因其实是心理问题。

　　分开来说，过度谨慎敏感、过度思虑、爱挑自己毛病、任劳任怨、忍辱负重、心里憋屈的老好人性格，追求完美的性格特征，是失眠的土壤，具有这些性格特征的人容易随着年龄的增长而失眠。我们观察到性格过于敏感的学员，焦虑情绪往往较多，头脑中灾难化思维较多，而这两者都是引起大脑过度觉醒／兴奋的基础原因。

　　诱发因素主要与生活经历有关，比如高考／考研／公务员考试等重大考试失败、失恋、婚变、重大人际关系挫折、手术、婴儿诞生带来的压力、车祸、目睹或者听闻亲友故去，这些都会诱发失眠。

　　失眠发生几天后，很多人由于担心失眠造成一系列对身体和生活、工作的负面影响，从而产生了强烈的焦虑情绪及对失眠的灾难化解读，导致大脑进一步过度清醒，从而形成了焦虑与失眠的恶性循环。

　　我们观察到抖音、视频号等互联网平台来源的学员中，常见的睡眠问题表现为以下四种类型。

1.4.1 入睡困难

案例 "韵柳"（101 期特训营学员及 115 期复训学员）

学员自述：我在一次外伤后开始失眠，睡眠问题困扰了我 30 多年，每次身体不舒服都与睡不着有关。最痛苦的就是入睡困难，好不容易睡着了，都是几十分钟又醒了，醒了又睡不着，大多数时间每次睡不到三个小时，有时候迷迷糊糊地睡一个小时就会醒。多数时间，想到睡觉就恐惧害怕，睡不着时又期待睡着，又评判睡不着的原因。在 2019 年，右侧头疼，总感觉头皮下发烧，疼得整晚睡不着。因为睡不着曾经多次大哭，后到脑科医院看专家，专家诊断为抑郁症，开了黛力新和地西泮片，地西泮片每晚睡觉前服 2 片，还有乌灵胶囊、枣仁胶囊，服药后症状缓解。大概 8 个月后，医生换掉了地西泮片，另外开了一种睡觉的药，更让我睡不着了。问医生时，医生要我每天吃 2 颗黛力新，但一点效果都没有，焦虑症发作前两天，我 48 小时完全没睡，躯体症状就又发作了。到了 2022 年 8 月 18 日，在视频号上看到张博士讲焦虑症，就报名学正念，又结合当地医院医生开的中药、西药，到 10 月中旬停药，一直到现在，成功停药。

案例 "英子"（98 期特训营学员）

学员自述：我睡眠不好有一二十年的时间了，主要的问题就是入睡困难，躺在床上一两个小时睡不着，有时候可以从晚上躺到天亮也是醒着的状态。这时我就会去看中医，吃中药，这种方法也都让我挺过来了。在 2020 年 1 月，我吃了安眠药依然没有办法入睡，就去看了精神心理科。医生说我是焦虑症，给我开了药。我吃了那种药能睡下去，但医生说这个药你需要吃 3~5 年的时间或许还会更长，我就想一直吃药不是个事呀，后来就接触了正念。我接触正念以后，对自己的改变有了信心，因为我平时也非常注意锻炼，这对于我的恢复是一个好的促进。我在接触正念前，通过锻炼已把晚上的药停了，接触正念后把早上的药减量了，能静下来，学了正念的态度，认知有了改变，也有了信心。

案例分析

入睡难往往是因为睡眠焦虑，表现为担心、害怕睡不着会产生健康问题或耽误工作等。有学员描述自己"躺在床上像烙饼一样，翻来覆去睡不着"，很多人都有类似的体验。

越想睡越睡不着，越睡不着越焦虑，越焦虑越睡不着。焦虑情绪和睡不着这个状态形成一个死循环。有人说世界上有两件事是用努力解决不了的，一个是努力睡觉，另外一个是努力放松。越用劲儿，越对抗，会越睡不着，因此入睡难的状态是焦虑造成的。长此以往对睡眠产生了对抗，表现为担心、害怕、排斥、逃避、讨厌，有些人发展到对卧室、床产生恐惧情绪。还有人不断担心自己长期睡不着身体健康有问题，如担心自己会有三高，担心自己会有不好的事情出现，造成大脑持续兴奋而入睡更难。

1.4.2　睡眠浅

案例 "向上的鲜花"（109 期特训营学员）

学员自述：我的睡眠问题是睡眠很浅，听到一点声音人就醒了，这样的情况已经有很多年了。有时候一个晚上可以醒来好几次，导致第二天的精神状况很不好。在睡觉的时候，听到楼上弄出点动静就会醒来，有时候因为一整晚没睡好，就会在白天补觉，这样的状况令我在那个时候非常难受。学习正念后，这样的状况得到了改善。

睡眠浅表现为，感觉似乎没有睡着，睡一会儿醒一会儿。有这种现象的人感觉自己似乎没有深睡眠。睡眠浅也是大脑过度觉醒的表现，根据学员反馈的信息分析，人际关系不好、工作压力大等心理因素是诱因，个性及长期形成的神经敏感程度高则是基础。

1.4.3 早醒

案例 "平淡"（52期特训营学员）

学员自述：我是在2003年出现这种情况的，刚开始身体会发抖，后来就睡不着了。在2003年的时候发生了一点事情，导致我的心情不太好，出现了怎么睡都睡不着的情况，心情就变得烦躁。有时候夜里醒来都在一两点钟、两三点钟的样子，有时刚开始的时候睡一会儿，一个小时或者半个小时就突然惊醒。练习正念以后，我慢慢地能睡觉了，一般能睡六七个小时，现在稍微好一点。

案例分析

早醒主要表现为深夜1~3点醒来后再也无法入睡，或者深夜1~2点醒来去过卫生间后再次躺下后无法入睡，大脑中出现较多的思绪，进而出现焦虑、担心和抑郁的情绪。部分人在早晨5~6点可以再迷迷糊糊睡一会儿。有早醒体验的人都有相似的感受，即在睡着一段时间后就莫名其妙地突然醒来，显得很清醒，想再入睡却没有睡意。随后便是浮想联翩，有的是回忆，有的是推测，有的是围绕某个内容反复思考。总之是脑子里胡思乱想，乱哄哄一片，越想人越发热，越想心越烦躁，然后苦苦地等天亮，几乎天天如此，搞得精疲力竭。

早醒是大脑过度觉醒的表现。从学员提供的信息分析，现实压力大是诱因，个性及长期形成的神经敏感度高则是基础。

1.4.4 惊醒、多梦／噩梦

案例 "祖菲"（95 期特训营学员）

学员自述：我在睡觉的时候会做很多各种各样的梦或是噩梦。在做梦的时候一般会梦见野兽，梦见被人追，梦见在很高的地方想跳下去但是又没有跳，梦见小时候走过的一些山路，还有就是，梦见一些去世的人，梦见一些坟墓。在睡觉的时候双手会情不自禁地握紧，头皮、双手、双臂乃至整个身体紧绷。

案例分析

部分患有焦虑障碍的学员的失眠表现为即将睡着时小腿或者其余身体部位抖动一下后惊醒，或者在噩梦中、恐惧情绪中惊醒。部分人在惊醒后心脏部位会出现憋闷、心跳快，有人会继发惊恐发作而不得不频频去急诊。在噩梦中或者在快入睡时惊醒，或者肌肉跳动惊醒是常见的现象。我们观察到，这种现象往往与过去的生活中发生了应激性生活事件有关。常见的是手术以及对手术结果的疑虑，经历过车祸或者目睹过受到惊吓的场景，或者目睹／听闻亲友去世等。对这些记忆进行以正念和系统脱敏疗法为基础的内暴露后，这种睡眠问题可以得到很好的解决。

1.4.5 EMBIA 如何恢复睡眠？

背景知识补充：失眠 3 因素模型

阿瑟·J. 施皮尔曼（Arthur J. Spielman）提出的"失眠 3 因

素模型"（3-P Model）是指原发性慢性失眠的三个因素：易感因素（Predisposing Factor）、诱发因素（Precipitating Factor）和持续因素（Perpetuating Factor）。这些因素可以相互作用，导致失眠问题。另外，每个因素又可以分为生理因素、心理因素和社会因素三个方面。

- 易感因素。易感因素是指个体在患上失眠的风险上存在某些特定生理、心理或社会因素。这些因素可能是遗传基因，抑或是疾病或药物等导致的生理变化。同时，认知—行为技能、人格障碍以及心理压力等精神健康因素也与失眠相关联。失眠还与家庭、工作或学习压力，睡眠环境和不良生活方式有关。
- 诱发因素。诱发因素是指触发失眠症状的生理、心理或社会事件，例如强烈的情绪反应（如忧虑、恐惧、激动）或生活事件（如分手、离婚、丧失亲人、就业问题）。这些事件迫使大脑进入一种高度兴奋状态，从而干扰睡眠。
- 持续因素。持续因素是指在患上失眠后所产生的生理、心理和行为变化，从而使失眠症状得以持续下去。这包括过度关注睡眠质量、对失眠的焦虑和恐惧、对失眠的不良观念等。

总之，施皮尔曼的"失眠3因素模型"认为，失眠问题是由多种因素相互作用所导致的。了解这些因素可以帮助我们更好地预防和治疗失眠问题。

恢复睡眠往往需要四步。

第一步：改变对失眠的认知

很多人从观念上认为失眠是不应该发生的，内心有强烈的抗拒、不接纳的态度。但实际上，一个人之所以失眠，是大脑作为心身总司令的决定。失眠的生物基础是大脑过度兴奋，而过度兴奋往往是因为有一些事情需要大脑反复主动或者被动地思考、操心，大脑的这种反应从人类进化角度讲，是合理的，虽然不那么高效。很多人之所以焦虑，是因为担忧"失眠会造成身体伤害，比如造成高血压、免疫力下降、冠心病、中风甚至肿瘤"。实际上，科学研究的确发现长期失眠的人这些健康问题的发生概率高，但是这些研究却有意无意地忽略了一个问题，就是失眠往往伴随焦虑情绪。事实上，压力反应及焦虑情绪恰恰是高血压等健康问题的主要原因。正是在入睡困难时大脑中的思维/观念——"失眠会导致高血压甚至肿瘤"，这个判断/想法会导致焦虑情绪，进而使失眠持续。事实上，连续几天休息不好，身体自己会调节体力输出，能躺着不坐着，能坐着不站着，人类的身体是有智慧的。

因此，打破失眠的持续因素——焦虑的第一步，是改变错误观念，树立"失眠是合理的""失眠本身不伤害身体，但认为失眠会伤害身体导致的焦虑情绪才会伤害身体"的观念。

第二步：用一些方法让大脑及身体放松下来

正念练习通过感受呼吸、感受身体感觉而实现了大脑和身体的放松。

（具体方法参见第 5 章第一模块）

第三步：通过专业方法淡化过去发生的负面生活事件的记忆

我们采用的具体方法是基于正念的系统脱敏疗法。对事件的影响强度进行打分并排序，从打分低的事件开始逐步进行正念练习，噩梦惊醒、身体抖动惊醒甚至导致惊恐发展的情况会好转直至消失。

（具体方法参见第 5 章第四模块）

第四步：逐步调整过度谨慎敏感的个性

个性影响了心理安全感和大脑神经的敏感性。通过专业方法及持续练习，我们帮助学员能敏锐觉察到灾难化思维和焦虑等情绪及行为惯性，依据"觉察—反思—洞见产生—内／外在行为改变"这个顺序逐步调整认知行为模式。

（具体方法参见第 5 章第二、第三模块）

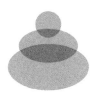

第 2 章

焦虑障碍的四种
常见原因及可能机制

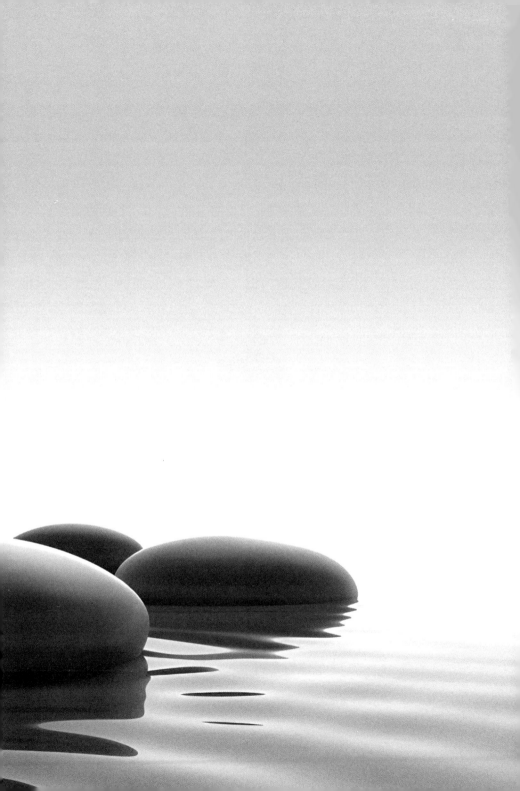

2020 年 3 月 29 日至今（2023 年 4 月），我在抖音平台和视频号进行直播，除去春节、国庆等大的节假日，平均每周3~5 次、每次 2.5 小时以上与学员交流焦虑障碍的相关情况。总计下来，大概进行了 500 余场直播，400 余万人在"张博士解焦虑"直播间停留过。在与直播间粉丝互动的过程中，我逐渐总结出了导致焦虑障碍的四种常见原因：个性、现实压力、创伤、疑病。按照这个思路分析学员的发病过程，我们会发现这四个因素中的某一个或多个呈现在其个人经历、心理状态中。如一位学员在直播间询问自己头皮发紧、背部肌肉发紧与焦虑有没有关系，通过追问其生活经历就会发现他在过去受过惊吓、刺激。

下面分别对与焦虑障碍密切相关的四个因素做简要介绍。

2.1 四种常见原因

2.1.1 个性

过于谨慎、敏感、不自信、掌控欲强、老好人、爱自责、挑自己的毛病、过于追求完美、希望别人认可、任劳任怨、忍辱负重等这样的个性，容易产生焦虑障碍和睡眠问题。这一类个性特点，会让一个人时时刻刻处在一个程度不等的焦虑状态和精神内耗中。个性是长期形成的，但有一个关键时期，就是 0~7 岁。这段时间是个性形成的重要时间段。如果一个人在这个时间段是被父母非常疼爱、经常鼓励的，并且幼儿园时期过得很愉快，这个人的安全感就会比较高。

相反，如果你在幼儿时期遭受父母过多的指责、吓唬、打骂、批评、讽刺、挖苦；遭遇幼儿园老师的不友好对待，不让上厕所，经常当着小朋友的面吓唬，而你的父母又比较粗心，没有及时制止幼儿园老师的错误行为，可能经历几次后你的安全感就会降低，个性就变得非常敏感、胆小、不愿和人打交道。

0~7岁之间，你的父母、幼儿园老师对待你的方式，其实就是你的大脑被训练的过程。这个过程中逐步形成你的个性。

研究表明，在0~7岁的早期儿童家庭养育中，父母采取的养育方式会对孩子的个性产生重要影响。这段时间是孩子的关键期，也是孩子成长的基础阶段。这个时期，家庭养育方式不仅影响孩子的身体健康和智力发展，还会对其情感、社交和性格产生深远影响。

比如父母溺爱孩子会让孩子自高自大、自私自利、脾气固执而且缺乏独立精神。父母过于严厉会让孩子感到孤独、抑郁甚至养成冷酷、残忍的性格。父母被人欺负或者离婚也会影响孩子，让孩子悲观、孤僻兼有坚强、果断等性格。而家庭中如果父母的意见经常出现分歧就会导致孩子养成容易生气、警惕性高、死不认错、好说谎等性格。

研究显示，当父母溺爱孩子时，会导致孩子缺乏自主性和独立性，这可能导致孩子在成长过程中遇到挫折时无法应对，从而对其社交能力产生不利影响。相反，当父母采取正确的养育方式时，例如鼓励孩子自主尝试并提供适当引导和支持，可以促进孩子的自信和发展，从而提高其社交能力。研究发现，父母给予孩子适度支持和相应自由度的养育方式与孩子更好的社交表现之间存在显著正相关性[4]。

另外，父母的养育方式还会影响孩子的性格特征。一些研究表明，缺乏温暖、关注和反应的父母会导致孩子在成长过程中变得冷漠、孤立和难以亲近。反之，在家庭环境中有良好的家庭氛围和亲密关系的孩子，通常表现出更积极、独立、责任感强、更富有同情心且更能适应环境变化的性格特征。养育方式在孩子的性格和行为发展中起着关键作用 [5]。

总之，家庭养育方式是孩子个性发展和健康成长的关键因素之一。父母需要在孩子早期生命的关键时期，不断调整自己的养育方式，给孩子营造一个良好的家庭环境。

2.1.2 现实压力

现实压力包括人际关系压力和职业压力。

在人际关系压力方面，我们观察到，在夫妻关系、婆媳关系、亲子关系、上下级关系中，如果长期处于高压力状态，则有可能导致安全感不足，而出现胡思乱想的现象。

举例来说，夫妻关系中一方过于强势，父母依赖子女生活，组织内领导过于强势、缺少人情味，父母对于子女指责过多，婆媳关系不好又必须在一起养育幼儿，这些不好的人际关系会让弱势地位的一方处于慢性压力状态，精力和体力过度消耗，个性会变得更加敏感、经常感到疲劳。

人际关系对我们的健康有着很大的影响。根据研究，良好的人际关系可以改善我们的心理健康状况，促进我们的健康生活。相反，负面的人际关系可能导致心理和身体上的不良反应 [6]。而焦虑又会反过来影响人际关系，也可能导致人们固执己见和缺乏社交技能，使得社交场合变得不稳定和紧张 [7]。

除了人际关系压力，还有职业压力。特别是随着时代的发展，职业压力不断加剧。研究表明，职业压力是全球范围内的一个普遍现象，许多人在工作中面临着一定程度的焦虑情况，特别是在高压环境中工作的员工，比如银行家和律师[8]。

我们观察到一些压力大的职业／角色容易产生焦虑障碍，包括护士、质检员、老师、会计、销售、法律工作者、全职宝妈、单亲妈妈等。曾有一位是质检员的学员，其所在公司会因为产品返厂而扣除质检员的收入，长期压力导致这位学员的安全感非常低，思维反刍明显，在公司会议上说话发抖甚至无法发言。这些职业／角色存在慢性压力，导致焦虑障碍高发。长期的压力会让我们的精神处于比较紧张的状态，这种状态会让我们的大脑持续兴奋。

在职业压力中，还存在"职业危机"。 职业危机是指职场人士由于不能达到目的或不能克服困难，致使自尊心与自信心受挫，或者失败感和内疚感增加，形成一种紧张不安，带有恐惧情绪的状态。许多事业处于发展期的"70后""80后"因为"职业危机"而陷入焦虑。而焦虑又会消耗我们的能量，使我们的工作效率降低，缩短我们的思维深度和时间，此外，它可能导致我们在工作中犯错误[9]。

职业、人际关系等现实压力源很多时候不能马上被解决，那我们就要改变我们对待事情的态度，否则在压力状态下我们的大脑就会不断进行无意识思考、胡思乱想并产生焦虑、紧张情绪，这些现象的本质是压力源对大脑长期训练的结果。既然大脑是被内在情绪和思维过程所塑造的，那么这意味着我们也可以对大脑进行相应训练让情绪和思维更有弹性。而正念练习就是重塑大脑思维过程和情绪反应的一种方式。

2.1.3 创伤（心结）

据我们的观察，部分患有焦虑障碍的学员经历过明确的心理应激事件。典型的有女性与生育有关的手术、心脑血管及其余部位的手术、交通意外（开车撞人或者被撞）、目睹人身伤害、照顾家人/目睹家人离世而担心自己会因为同样的原因发病、听闻亲戚/朋友/邻居去世、被性侵、被死亡威胁/恐吓、看恐怖电影等。这种惊吓、打击在心理学上归类为广义的创伤性事件，也就是我们俗话说的心结或者说心理阴影。

简单地说，那些让你想起来会难受的事情其实都算心理创伤。这些事情会被大脑记住，这是人类大脑的特点，即我们曾经感到恐惧/危险的事情，会被记得特别牢。这种记忆会持续影响我们，提醒我们注意类似的危险。近些年关于创伤性事件的记忆的研究较多，有多本学术著作面世。感兴趣的朋友可以看看《身体从未忘记》这本书。

在精神障碍的临床指南中，创伤性经历被定义为一个人曾经或正在经历的事件或事情，这些事件或事情对个体造成身体或心理的伤害。创伤性经历包括失恋、离婚、重大关系挫折、因家人故去而自责没有照顾好等。

目前国内外的研究一致认为，创伤性经历与多种精神疾病相关，包括焦虑、抑郁和惊恐发作。

塔尔·M. T.（Tull M. T.）等人（2007）的研究表明，创伤性经历是惊恐发作的主要风险因素之一[10]。惊恐发作是一种焦虑障碍，其特征是突发的、强烈的恐慌，常常伴随着身体上的症状，例如心跳加快、出汗和呼吸急促。在惊恐障碍患者群体中，遭遇创伤的比率明显增高。

同时，有许多研究表明，童年期创伤性经历与惊恐障碍之间存在关联。其中一个研究是由邓莫尔（Dunmore）等人在 2000 年进行的。他们对 128 名曾经经历过暴力事件的成年人进行了研究，结果发现童年期创伤性经历是惊恐障碍发生的重要预测因素，那些在童年时期曾经历过身体虐待或性虐待的个体更有可能患有惊恐障碍[11]。另外，由布雷斯劳（Breslau）等人于 1991 年针对上千名成年人进行了为期 2 年的追踪调查，发现那些在童年时期经历过身体虐待、性虐待或亲密关系中的暴力行为的个体更容易患有惊恐障碍[12]。这种关联可能是童年期创伤性经历导致的神经生物学和心理社会机制的变化所致。

2.1.4　疑病

疑病是指，稍有不舒服，或者因为一次体检的某个指标异常、接近异常，就会怀疑自己的身体有潜在的大问题。我们观察到，有疑病思维的学员会不断在网络上搜索相关信息。这些信息要么张冠李戴、要么语焉不详，反而加剧了恐惧情绪，进而诱发身体多个部位不适，部分人最终惊恐发作。针对这些身体不适去医院检查没有阳性结果，医生会说身体没有大问题，而疑病的人会自我感觉很不舒服，会怀疑自己的病没有被查出来，怀疑自己有潜在的大病，质疑检查结果以及医生的专业性。这种情况多见于强烈的心脏部位不适、心电图 ST 段低平或者片状疼痛、肛门下坠感、便不尽感、肝区闷疼、顽固的头晕、帕金森样震颤等躯体症状。

疑病这种思维和行为特点，可以用"规避反应"这个词描述。"规避反应"，意思就是我们会在原本不愉快的体验出现前，采取一些手段来阻止或消除它，比如过度担心自己生病，会去排除所有可能的危险因素以最大限度地减少患病的风险。

其实，动物都有规避反应，这也是我们进化过程中的本能反应，帮助我们躲避危险和压力，避免疼痛和伤害。小白鼠对电击的规避反应也体现了这一点。在心理学家的实验中，当小白鼠被放在高台上时，它们开始想跳下去，但一旦受到电击后，它们就会马上再跳上去，以避免再次受到电击。在经过多次训练后，小白鼠能够明显地在高台上停留更长时间，它们已经形成了一种记忆，知道在高台下面有电击，从而避免了可能的危险。

虽然规避反应是一种生命赐予我们的保护机制，但过度的规避行为可能会给我们带来负面影响。比如，当我们过分担心和防范自己生病时，可能会导致身体和心理上的压力，甚至会影响到正常的生活和工作。

研究表明，规避反应是维持焦虑障碍的主要机制之一。存在社交焦虑障碍的患者更倾向于使用规避策略 [13]。但规避策略在应对心理情绪问题的时候，却往往适得其反。当一个人面对具有潜在威胁的情境时，采取逃避、回避、撤退的方式去应对负性情绪的时候，它能够暂时消除焦虑，但随着时间的推移，这个人会变得越来越依赖规避行为来应对焦虑，从而进一步增加了焦虑的程度 [14]。

尽管规避行为可以在短期内缓解焦虑感受，但长期来看，这种应对方式并不可取，规避行为可能会使原本轻微的对身体健康的灾难化思维引起恐惧情绪，进而出现身体不适，而三者之间会形成一个循环（压力三角）。所以说，规避行为是维持焦虑障碍的一个重要机制，而减少规避行为则可以帮助人们克服焦虑。

2.2 四种压力源与四种症状出现顺序之间的关系

我们观察到躯体症状、情绪障碍、思维反刍、慢性失眠四种症状出现的先后顺序不同，这可能与压力源的性质有关。

先有躯体症状后有灾难化思维和焦虑恐惧情绪，往往是因为有创伤性生活经历或者过度疑病。推测是创伤性事件的记忆会直接刺激相关神经核团然后导致躯体首先出现不适，然后被灾难化解读。我们也发现部分当事人由于轻度躯体不适或者因为体检发现某个指标异常而过度疑病、反复检查，终至出现在躯体不适、灾难化思维、焦虑等情绪之间的循环。

先有灾难化思维或者自我贴负面标签，后有焦虑情绪和身体症状，往往是因为过度谨慎敏感的个性。这种情况推测是认知功能启动在先，然后经过压力三角的传递才出现焦虑情绪和身体不适。焦虑情绪和身体不适哪个在先目前尚无确切证据。

2.3 压力对人体作用的三阶段

我们观察到慢性压力对人体健康的影响大体分为三个阶段。

2.3.1 压力累积阶段

在这个阶段，慢性压力持续积累，影响情绪稳定，出现认知偏差、心脏神经官能症等心身功能障碍、高血糖等能量代谢异常、血管内皮细胞脂滴沉积、免疫功能紊乱、大脑感知压力的相关结构改变。

展开来说，我们观察到，在众多学员的描述中，父母的语言表达方式、情绪管理能力让他们从小就非常敏感、压力大。这种个性使他们在成年后经历一些负面生活事件后出现了焦虑障碍。多种压力源导致的压力反应在累积阶段时，当事人并没有出现有临床意义的精神症状。当事人的情绪、一些灾难化思维是其自主意识可以控制的。我们判断这是心理咨询干预的窗口期。

在压力累积阶段，人体心脏等脏器功能异常。我们可以观察到比较理智的人一直不出现焦虑障碍，但会出现早醒、高血压、胃肠神经官能症、心脏神经官能症等不适。可能的机制是，在压力作用下，心理安全感不足及焦虑等情绪和下丘脑—杏仁核—自主神经等神经结构过度兴奋、互相作用，影响了自主神经支配的心脏等脏器的功能，出现血压增高等表现。

很多人在慢性压力累积状态下能量代谢水平升高，血压及血糖会升高。

这种长期的慢性压力累积状态还会导致下丘脑—杏仁核—交感神经—肾上腺长期处于应激状态，内分泌系统分泌过多压力激素（皮质醇激素），由此造成整个身体内部/内环境处于一个慢性的低度无菌性炎症状态。这种无菌性炎症状态会引起血管内膜细胞炎症，这个时候细胞里面会慢慢地沉积脂滴，这可能是冠状动脉粥样硬化的基础。部分人发展为冠心病等心身疾病。

心身医学研究证实，慢性压力累积状态会导致一些人的免疫功能紊乱，有些人会出现肿瘤，有些人会出现自身免疫的疾病、牛皮癣这些心身疾病。

另外，近些年的科学研究显示，长期压力的累积效应改变了大脑结构。根据压力会改变大脑结构的这个发现，科学家提出了"大脑可塑性"理论。这个理论指出压力长期存在，不止导致认知、情绪及行为改变，大脑功能异常，大脑结构也会发生异常，并最终导致焦虑障碍、抑郁症等心身功能失衡状态。

打个比方来说，日常的情绪及思维活动就像河流，而承载这些心理活动的物质基础——神经网络就像河道。如果河流冲击力过大对河道的局部不断冲刷，可能造成河道走向改变。新走向、新形状的河道又塑造了河流流速、深浅等特性。相关研究已经证实神经纤维内传送的信号可以改变大脑神经本身的结构，这和河流改变河道的走向是一个道理。被改变的神经结构又强化了某一类情绪、思维和神经反应，这和河道影响河流流速等特性的现象类似。

2.3.2　压力爆发阶段

以上四种压力源长期存在，随着时间推移，压力反应超过一定程度，包括自觉不可控的焦虑情绪、灾难化思维、功能紊乱式身体不适、慢性失眠在内的四种压力反应中的一种或多种，就开始无法通过注意力转移等方法持续调整。四种压力反应又会分别作为压力源放大了其余反应，如灾难化思维会产生身体不适，身体不适在这种情况下是压力反应，同时身体不适又作为压力源加剧了灾难化思维。我们观察到，随着时间推移，这四种症状的强烈程度越来越高，似乎患者越来越对压力敏感。

根据现代"应激"概念之父 汉斯·谢耶的人体应激理论，人类大脑对压力的承受能力有"屈服点"，即人类能承受的压力存在阈值。超过阈值即出现一系列症状。我们观察到的现象证实了患有焦虑障碍的人存在"屈服点"。

也许可以用大坝防洪的例子说明这个现象。防洪能力与大坝的高度有关。坝体高度值类似大脑的应激"屈服点"。

洪水越过大坝后损坏大坝结构造成大坝绝对高度下降，防洪能力就被破坏了。同样，压力的累积效应使大脑承受压力的屈服点／阈值会随着时间而持续下降。这与我们观察到的现象是一致的：症状一旦发作过一次，症状出现的频率就会加快，患有焦虑障碍的人承受压力的能力会越来越低，个性越来越敏感。很多人说自己有症状后就"不经事了"。

如果压力强度过大，其强度迅速超过大脑承受压力的屈服点或阈值，就像是洪水大暴发，快速冲毁大坝。这种情况下既可导致安全感急剧下降，又会产生强烈的恐惧情绪并引起身体不适：心脏狂跳、胸闷、心慌、心脏刺痛、呼吸困难、头晕、身体像过电一样，这种安全

　　　　　觉心正念·心安即是归处

感快速下降触发的惊恐情绪和心脏等部位不适就是惊恐发作。

如果刺激强度没有那么大，压力不是迅速而是缓慢超过阈值，但又超得不太多，而且偶尔还能恢复正常，人体就会处于慢性的焦虑状态中。

2.3.3 条件反射 / 规避反应阶段

压力反应在积聚到超过可以耐受的阈值后，随之出现灾难化思维、躯体不适、焦虑恐惧等情绪中的一种或多种压力过载现象。随着时间的推移，这三种压力反应现象之间又形成了条件反射，表现为压力三角之一，其又会因为规避反应而产生其余两种表现。当事人只要出现对症状的害怕、抗拒，就会演变为焦虑情绪与躯体不适及灾难化思维这些压力三角之间的自动化循环、效应放大。

正念练习及系统脱敏疗法等方法有助于消除三者之间的条件反射。

我们也观察到外界信息（比如当事人听到一句话）会作为压力源加重压力三角的强度及三者之间的条件反射（规避反应）。打断四种压力反应之间的循环就是打断规避反应的过程，掌握了这个方法 / 能力，心身不适就会大幅度减轻。

2.4 从心身整体视角看压力的作用

当我们以慢性压力这个线索分析的时候，就会发现心身障碍（如焦虑障碍）、心身疾病（比如高血压、冠心病）与代谢疾病（如糖尿病、部分高血脂）、众多自身免疫疾病（强直性脊柱炎等），都是压力在不同身体部位、不同阶段的表现。

慢性压力与心身疾病的关系

关于慢性压力的作用，现在医学上研究的是比较清楚的。慢性压力不但引起了像焦虑症、抑郁症、强迫症这种类型的精神障碍和这种功能性神经症，其实也是很多心身疾病的底层因素。目前的科学研究证实，在常见的内科疾病中，有75%~90%的内科疾病与压力有关，包括常见的冠心病、哮喘、糖尿病、肿瘤、甲亢，还有肠易激综合征等。在中医里这些疾病叫情志病，情志病几乎覆盖了现代西医学中与压力相关的疾病。

目前公认常见的75%~90%的内科疾病都与心理因素有关。心理因素是这部分疾病的发生、发展因素，并被命名为"心身疾病"或"心理生理障碍"。

美国心理生理障碍学会制定的心身疾病的分类如下：

1. 皮肤系统的心身疾病有神经性皮炎、瘙痒症、斑秃、牛皮癣、慢性荨麻疹、慢性湿疹等。

2. 骨骼肌肉系统的心身疾病有类风湿性关节炎、腰背疼、肌肉疼痛、痉挛性斜颈、书写痉挛。

3. 呼吸系统的心身疾病有支气管哮喘、过度换气综合征、神经性咳嗽。

4. 心血管系统的心身疾病有冠状动脉硬化性心脏病、阵发性心动过速、心律不齐、原发性高血压或低血压、偏头痛、雷诺病。

5. 消化系统的心身疾病有胃溃疡、十二指肠溃疡、神经性呕吐、神经性厌食、溃疡性结肠炎、幽门痉挛、过敏性结肠炎。

6. 泌尿生殖系统的心身疾病有月经紊乱、经前期紧张症、功能性子宫出血、性功能障碍、原发性痛经、功能性不孕症。

7. 内分泌系统的心身疾病有甲状腺功能亢进症、糖尿病、低血糖、阿狄森病。

8. 神经系统的心身疾病有痉挛性疾病、紧张性头痛、睡眠障碍、自主神经功能失调症。

9. 耳鼻喉科的心身疾病有梅尼埃病、喉部异物感。

10. 眼科的心身疾病有原发性青光眼、眼睑痉挛、弱视等。

11. 口腔科的心身疾病有特发性舌痛症、口腔溃疡、咀嚼肌痉挛等。

12. 其他与心理因素有关的疾病有癌症和肥胖症等。

以上各类疾病，均可在心理应激后起病、情绪影响下恶化，心理治疗有助于病情的康复[15]。

下面这张图可以用来说明慢性压力所致人体心身功能障碍、心身疾病的发病过程。

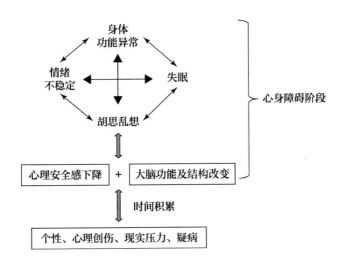

第 3 章

康复难，也不难

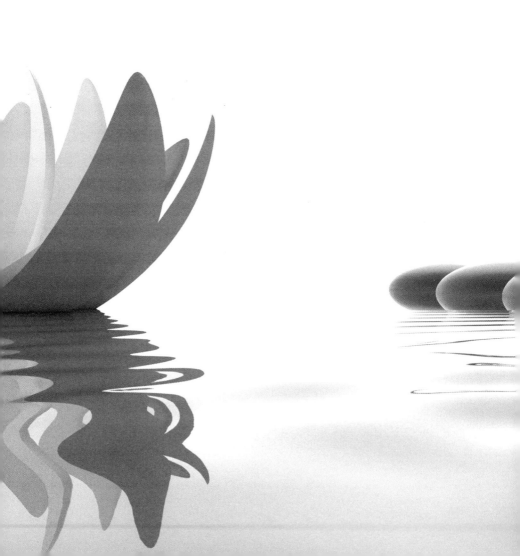

3.1 康复为什么那么难?

3.1.1 医学教育有待完善

现在的医院各个科室分得比较细,不同专业的医生对别的专业的病情特点了解不多,导致焦虑障碍伴随躯体症状比较重时不能从第一个接诊的医生那儿尽快确定治疗方向。对焦虑症而言,心内科、消化科这些临床科室医生对本专业疾病和心理因素的关系的认识普遍不足。比如说求医者感觉胃胀、嗳气或者食管有烧灼感,消化科的医生首先做的是开检查单做胃镜、肠镜、幽门螺杆菌检测等一系列的检查,这无可厚非。检查结果可能是阴性或者证实是慢性胃炎或者胃食道反流。这种情况下多数医生会让求医者吃一点抗酸药,但求医者会发现症状还是存在。在心内科就诊的病人常常表现出心慌、头晕、自测血压高的症状。除去甲状腺功能异常、肾动脉狭窄和肾上腺病变这些可能引起类似情况的因素后,一般而言,医生会开具药物以降低血压或降低心率。但很多时候,他们忽视了心理因素对身体的影响。存在类似情况的病人非常多,据统计,这部分情绪异常伴随躯体不适的求医者在消化科、心内科门诊占到 50%~60%。神经内科、呼吸科、内分泌科、免疫科等普通内科情况与此类似。

焦虑障碍患者在求医过程中,不同时期会出现不同症状。他们会因为头晕，找神经科；会因为呼吸困难，找呼吸科。大部分专科医生没有对无器质性的改变的身体不适给出令人信服的解释，没有检查出来阳性结果，一般会告知求医者身体没问题。现在医院的门诊数量很多，门诊医生没有时间给求医者详细解释为什么症状明显而检查没有问题；也有部分原因是，说不清楚心理因素与身体功能之间的关系。求医者在这种情况下，一方面身体有明确不适，医生又说没问题，往往无法相信并接受医生的这个说法，很多人就会上百度查，结果发现这些症状与肿瘤、心肌梗死、脑出血的征兆类似，越想越害怕，就会因为情绪而继发更多的躯体不适。

但实际上这些症状（如胃胀、嗳气、反酸、高血压、心率快、头晕等）并不是由于胃肠道等内脏的器质性的改变所引起的，而是与心理压力导致自主神经功能紊乱有关系。但很多医院的消化科、心内科医生，或者是由于所在医院没有心理科，或者是他自己对这种症状和心理的关系的认识不足，没有把求医者介绍给心理科。这导致求医者长期以胃病、心血管、心脏问题求治。有症状但原因不明确，给求医者进一步带来了巨大压力。有学员反馈，感到不舒服时到了医院，手里拿着厚厚的检查胶片和资料，不知道该看哪个科室而在门诊大厅中掉泪。

在这个流程中，如果有医生意识到问题可能出在长期压力上，告知求医者应该去心理科求治，就可能帮助求医者少走很多弯路。

与现实中近 2/3 的门诊求医者与焦虑、抑郁有关的实际情况对应的，是历年的医学教材里有关心理因素导致的躯体症状疾病的内容相当缺乏。我在梳理关于焦虑障碍的知识的过程中，翻看了曾阅读过的 2000 版《内科学》教材。在这本教材的心脏疾病章节，与心理有关的内容不到 A4 纸的 3/4。

医学教育体系明显没有跟上目前疾病谱的改变。我们医学生仍在接受与临床实践不匹配的医学教育和培训。这个问题如果尽快得到纠正，应该会减少患有焦虑障碍的学员不少不必要的痛苦。已经出现的医生的诊治能力不能满足临床实际需求的现象会得到扭转。

康复学员"静心大姐"曾这样描述她求医的经过：

"我在2014年遇到了四件事情，其中一件就是父亲的去世。这导致我在年底感觉心脏不舒服，心慌气短，说话没力气，就去看中医，医生说我是悲伤过度和情伤，并且把脉说气血双亏，心肌缺血，建议喝中药。心脏冠脉造影、运动平板、彩超等检查都做了，结果显示没问题。最后诊断是心脏神经官能症。

"我在2016年9月开始胃疼、拉肚子，做了胃镜，诊断是慢性萎缩性胃窦炎，开始喝中药。开始也挺管用的，但是随着疑病紧张，有时又有反复，胃灼热，酸甜苦辣凉都不能吃，只能吃面条、馒头、青菜，每天五顿饭（中医要求少吃多餐），还饿得哆嗦。有时莫名其妙地拉肚子，想做肠镜，但是因为身体虚得怕坚持不下来，所以没做，消化科医生诊断说是胃肠功能紊乱，说我的肠道问题不大。所以在此期间，时好时坏，那时根本不懂是紧张焦虑造成的。

"我在2020年6月因为做胃镜检查感到紧张，导致失眠，太突然了，之前我的睡眠一直是挺好的。当时也是看中医，还做了针灸，但是不怎么管用。慢慢地就紧张、焦虑得厉害了，心脏和前区麻，心脏和后背有瞬间的刀割样疼。同年7月份住院，心内科医生说我有点焦虑了。8月份看睡眠中心，医生说我是慢性焦虑。"

我们可以看到，"静心大姐"从出现心脏症状到最终确诊为焦虑症，经过了漫长的4年时间。

3.1.2 焦虑障碍命名混乱

焦虑障碍在不同时期会出现不同症状。这导致求医者在不同时间到不同科室求治会得到不同的诊断名称。

比如植物神经紊乱症状（这个诊断名称在有一些科室还在使用，一些科室已经不使用了），在心内科叫心脏神经官能症，在消化科叫胃肠神经官能症。后来又延伸为功能性胃肠病、肠易激综合征。心脏症状还可能被骨科医生诊断为交感型颈椎病（这个诊断名称需要有明确的交感神经节受压的表现）。其实这些诊断名称都与压力引起的自主神经紊乱有关。最后在心理科，可能被确诊为焦虑症、焦虑障碍、躯体化障碍。对普通人而言，听到了多个疾病名称，一会儿怀疑是这种病，一会儿怀疑是那种病，无法尽快确诊，不能有效开展对症及对因治疗。针对同一个症状，不同科室给出的五花八门的诊断名称，也给焦虑症患者增加了巨大压力，很多人会因为这些众多的诊断以为自己得了疑难杂症。众多的诊断名称作为压力源又会加剧求医者的躯体症状、灾难化思维和焦虑恐惧情绪。

医疗专业学科越分越细，导致不同专业的医生对同一个问题的认识支离破碎，就像盲人摸象一样。一头大象从整体上看，我们明白大象原来是长这个样子的，会从各个角度来认识大象，它有尾巴，有腿，有耳朵，有象牙，而且整个身躯比较庞大。但是如果一个人没有看到过这头大象的整体，第一次接触的是一条大象腿的话，就会认为大象是一个圆柱体，摸到耳朵的人会说大象是一把扁平的扇子。这种现象与不同学科医生对焦虑障碍的认识很类似。焦虑障碍患者一旦进入医疗体系并接触到不同科室，就会晕头转向。

另外，精神病学专业根据类似的症状表现、行为特征命名一种疾病。将情绪低落命名为抑郁，将情绪紧张、烦躁命名为焦虑，将有强迫行为和强迫思维命名为强迫症，将不敢出门、不敢见人命名为社交恐惧症，这就是一个命名的规则。这种命名规则与现代医学以有病理学改变为金标准的命名规则区别很大。一般疾病的病理学改变是基本固定的，因此命名不会出现太大的改变。比如以细菌性肺炎举例，细菌是病因，肺炎是一种特征性的病理学改变。

由于精神病学方面与压力有关的疾病缺乏特异性的病理性改变，以症状的归纳作为命名规则，就会导致不同时间对同一种症状的归类发生不断地改变。最初焦虑症的范围包含现在的广泛性焦虑、惊恐发作、抑郁症、强迫症、创伤后应激障碍。目前最新的焦虑症只包含广泛性焦虑和惊恐发作。普通人在不舒服的时候，想弄明白这些名词有什么关系是很难的，需要一个漫长的过程，而且也不一定能搞清楚。针对同一组症状，不同医院、不同精神科医生可能会给出不同的诊断。这也会增加求医者的压力甚至恶化症状。

下面是退休后加入"觉心正念"的"阿弥"（本书中第18位案例）描述的自己在同一家医院被不同专家诊断为不同疾病名称的求医经历和内心感受。

"2018年9月，我忽然想去省精神卫生中心。我第一次去，找了一位国家级知名专家做了检测，他诊断说是得了躯体化形式障碍。回家后我还挺高兴，因为我去检查的目的就是确认一下是否有精神方面的疾病，那时其实也不懂。我在吃了一周药后，症状没有减轻，还突然得了急性肠炎，非常严重的那种。挂了急诊化验血，结果显示转氨酶高出了正常值好几十倍。大夫拿出我吃的药一看，果然是药的原因，立即把药停了。我又回到了精神卫生中心，换了一位专家看，这位专家说我得的是广泛性焦虑症。专家给换了两种药，这次我看了一下药的说明书，加上专家的诊断结果是焦虑症，这时候我的症状又增加了。我开始失眠，一晚上睡两三个小时，就算睡着也是浅睡眠，因为一直在怀疑药的事，吃了药感觉更不舒服了。于是我开始纠结吃还是不吃，因为说明书上说有依赖性，还有副作用。煎熬了两周后，我又找到了精神卫生中心的另一位专家，这位专家说我得的是双相情感障碍。三位专家做出了三个结论，第一位说是躯体化形式障碍，第二位说是广泛性焦虑症，第三位说是双相情感障碍，开了好多西药。回来后我从电脑上一查，光这几个病的名称就把我吓坏了，我开始失眠、胡思乱想，整天心烦意乱、神经紧绷，心也静不下来，满脑子里全是病了。当然我现在明白了，以上所有病其实都是神经症，就是长期疑病、压力大造成的植物神经紊乱。"

"阿弥"的经历说明，疾病名称众多也成了当事人的一个压力源。

3.1.3 当事人多疑影响康复

在长期压力作用下导致安全感不足、相关脑神经核团过度兴奋后，很多焦虑障碍患者对他人的信任下降。在经过各种检查后，结果显示身体没有问题，医生也及时、准确地告诉他们这个部位的确没有问题，但由于当事人有明确的不舒服，内心害怕自己是得了大病而没有被查出来，他们就可能怀疑是这个医生和这家医院的水平不行，然后开始换医生、换医院问诊，希望找到自己身体真有问题的证据。如果所有检查都没有提示身体有问题，很多求医者反而会越来越害怕。很多人得不到家人的理解，在被家人怀疑是不是在装病后，希望用一个检查能证明自己的确是身体而不是心理出现问题。这些现象都会导致当事人情绪更加不稳定。这种怀疑医生诊断的准确性的疑病行为，也导致很多人延误治疗。疑病这种灾难化思维，会加重躯体反应，也会加重焦虑情绪，甚至最后形成惊恐发作。

"松子"是我们特训营的第 8 期学员。她曾这样描述自己患病的过程：

"我的问题出现在 2017 年，那个时候我去做了一个身体检查，检查中医生的诊断语言吓到了我，导致我开始出现疑病和焦虑的情况，再加上感情生活的双重打击，我出现了很严重的焦虑症。由于时间比较长，在2017~2021年期间，我几乎经历了所有焦虑的问题。

"很多朋友有的焦虑问题我都有，遇到问题总会去网上查，看看是和什么有关系，这查那查就开始怀疑自己是不是这有问题那有问题，接着身体就出现了症状。"

疑病与焦虑问题往往相互促进。疑病症状可能导致焦虑情绪的加重，因为患者可能会觉得自己的健康问题越来越严重，导致极度担心。而焦虑障碍则可能诱发疑病症状的出现，因为过度紧张和担心也会对身体的感知产生影响。

3.1.4　来自对药物的认识

很多焦虑障碍患者最后终于知道需要到心理科诊治了，却又错误地认为吃药就能彻底好，好好吃药就可以康复，自此万事大吉，终于可以逐步恢复正常生活了。

但实际上焦虑障碍及其他类型的神经症只靠药物，只有一部分人是可以控制症状的。由META分析得到的数据显示，在排除了安慰剂效应后，药物真正有效的人群比例在1/3左右。在停药以后，很多药物有效的求医者病情复发，甚至多次反复，离不了药。

还有部分人，药物是不能控制症状的，但求医者没有渠道再去寻找别的方法获取帮助，在症状消失/出现的循环中惶惶不安，工作能力和社交能力下降，家庭关系恶化，自我正向评价和情绪稳定性逐渐降低；有一些人逐渐因此而合并抑郁，还有一些人被药品说明书对副作用的描述吓阻而不愿使用任何药物。但我们观察，严重的肛门坠胀感、尿道不适是需要药物干预的，这样才能够在身体反应降低后接受正念练习在内的心理干预。

从抖音、视频号来的学员，绝大部分人不知道在除了药物之外，还有包括正念在内的心理干预、运动、人际关系支持等措施，对自己的康复有帮助。这方面的科普工作还有很大的提升空间。

部分医生对药物使用的认知局限也造成了很多不必要的痛苦。

有学员反馈，其主治医生告知心理干预作用不大，或是被医生告知需要终生服药；除了增加药量和更换不同的药物或者推荐基因选择副作用小的药物，很多精神科医生针对心理治疗对求医者的帮助只字不提，有意无意加剧了"药物效果不好又无法摆脱"的现象，这也影响了当事人的自我评价、适应社会的能力。这种情况在省市级非专科医院并不少见。

我们有很多学员曾描述过，在求医期间，被告知需要服用不同的药物，但依然没有痊愈，有的学员甚至有些不相信医院了。

"平安幸福"是我们特训营的第 57 期学员。她是这样描述的：

"到了 2017 年，因为经常出现惊恐发作，我经常把速效救心丸带在身上。2017 年秋天的时候，我老公带我到郑州市华中阜外医院去看。因为我确实是心脏不疼，医生就建议我到精神科去看。我又跑到郑州市第一人民医院去，各种查，查完之后，医生给我开了点儿盐酸帕罗西汀。可回来了之后我还是惊恐发作。因为我经常惊恐发作，所以我不相信医院，致使我自己非常着急，自己为什么会是这个样子呢？"

"77 号公寓"是我们特训营的第 99 期学员。"77 号公寓"是这样描述的：

"我是在 2017 年出现了焦虑的问题，总共吃了 5 年的药。我认为我吃的中药对于我来说没有半点作用。对于吃药这一点见仁见智，药这种东西对于有些人是有用的，对于有些人是没有用的，如果药都有用的话，就不会依然有这么多存在焦虑问题的朋友了。"

3.2 焦虑障碍并不可怕（三不一好）

很多人在出现焦虑障碍的症状，如情绪不稳定、控制不住地胡思乱想以及身体症状后，会非常紧张、害怕。殊不知这种情绪本身会让不舒服更加不舒服。根据我们"觉心正念"教学团队带领学员康复的经验，我们总结出了焦虑障碍的特点：不会死、不会疯、不遗传、能好，简称"三不一好"。下面分别加以简单介绍。

3.2.1 不会死

我们有一些学员总觉得自己会因为得了焦虑症而死，我经常被问到这个问题："张博士，你说我会不会死啊？"而且这部分学员经常会和家人交代家里的现金情况、银行账户及密码和保险等信息。这不是个例，很多朋友都会有这种想法，年纪轻轻地就把自己的后事给交代了。

在这里我想告诉大家的是，你不会死的。

不管你的躯体症状让你多么难受，只要检查没有问题，就不会有生命危险。有些人心脏难受，动不动心慌，血压飙得很高，心率很高，有些人还会出现心脏部位疼痛。但只要检查没有问题，这些表现都不会让你死的。因为你心脏的难受压根就不是血管的问题，所以你肯定不会死。还有些人肚子会疼得很厉害，大便多，反复检查没有问题；有些人局部肌肉疼痛，或者走路时总是不自主地向一侧倾斜，无法直线行走，一直怀疑是中风，但反复做神经科检查，结果没有器质性问题，实际上这是在焦虑症状态下某侧肌肉紧绷导致肌张力不一致造成的。

你也不要到网上查，尤其是在百度上查"焦虑会死吗？"。因为你查到的结果肯定会有"过度焦虑会让你死的"。我在这里告诉你，焦虑不会让你死的。所以你一定要有信心，请你相信：在这个世界有很多人都会有这样的想法，这些朋友至今过得好好的，生活幸福，健康安乐。

在我们的特训营里有一位 60 岁左右的大姐，特训营里的伙伴都亲切地称她为"静心大姐"。"静心大姐"在参加正念训练以前，对于"死亡"这个词是非常害怕与恐惧的，时常会认为自己在某年某月的某一天就会离开人世，可这是真的吗？不是。这只是"静心大姐"的想法而已，它并没有出现。

案例 **"静心大姐"（23 期特训营学员）**

学员自述： 我在 2020 年 6 月因为做胃镜检查感到紧张，导致失眠，因为太突然了，之前我的睡眠一直是挺好的。当时也是看中医，还做了针灸，但是不怎么管用。慢慢地就紧张、焦虑得厉害了，心脏前区麻，心脏和后背有瞬间的刀割样疼。同年 7 月份住院，心内科医生说我有点焦虑了。8 月份看睡眠中心，医生说我是慢性焦虑。说实话当时我整个人是蒙的，没有在医院正规诊断是不是焦虑症。最后是在 2021 年 1 月份通过抖音认识了张博士，我才更清楚地知道，我所有的不舒服确实是焦虑造成的。因为这是最权威的专家讲的，张博士讲的那句话，焦虑症死不了、疯不了、不遗传、会好的，给我吃了一颗大大的定心丸。

3.2.2 不会疯

你是不是常常认为自己会疯，就像在大街上看到的那些"疯子"一样，衣衫褴褛，对着街上的陌生人骂骂咧咧，或是在电视上看到精

082　焦虑障碍的正念疗愈之路

神院里的"精神病人"那样，被医院的医生束缚着，失去自由。

有学员告诉我，自己在厨房做饭时，总在想是不是会从窗户跳下去；有学员说自己明明是一个很温和的人，脑子里经常出现要拿刀具伤害某个小孩的想法；还有学员说在路上走着看到汽车时，就想自己是不是会跑过去撞汽车。这些想法出现后，又会让他们非常紧张，觉得自己反复出现这样的想法是不是意味着自己要疯了。还有学员表示自己有失控的感觉，或者脑子里的想法杂乱无序，无法停止。有一些学员会有"不真实感""失控感"。这些感觉都会随着正念练习消失。从心身医学角度看，这些都是焦虑状态下脑功能异常的表现，可能是因为短时间内脑供血不足。

焦虑症、强迫症、恐惧症等神经症和精神分裂完全是不一样的问题。所谓精神分裂，一般是指认知、情绪、意识状态都出现异常并且不协调。但焦虑障碍患者的认知是没有问题的，所以不会疯，即使有与现实的隔离感、不真实感（那是一种大脑的自我保护反应），也不是即将要疯的表现。

所以你无须想自己会不会疯。很多人已经康复的例子也说明我们是不会疯的。

案例 "Kiki77"（103 期特训营学员）

学员自述：十九年前，我的一个朋友离世了。他在离世前曾试图联系我，但由于种种原因，我错过了。后来他的家人、朋友对我进行了攻击性的指责，让我认为是我的过错造成了这样的后果。我很委屈，很愤怒，很想要反抗，但一切都是徒劳。我压抑着自己，在人前八面玲珑地处理这件事情。

后来，只要人多嘈杂的环境对我形成一种包围感，我就紧张、视力模糊、大汗淋漓、心跳加速，脑袋里就像万马奔腾。我用尽了力气，就是拉不回对自己的半点掌控，而且越想控制，失控感越强。

到最后只能到医院进行镇静处理。每一次都是镇静处理后，我就没事了。综合医院的每一次检查显示结果都是正常的。我再次失控时，直接叫家人把我送到精神专科医院，因为我怀疑自己得了神经病，自己估计是疯了。精神专科医院的各种检查，显示结果是重度焦虑症。医生和我说这只是心理障碍，不是神经病，经过治疗就会好的。

3.2.3 不遗传

在教学过程中，我们经常注意到，一位母亲焦虑后，孩子也焦虑，然后往上一代看，孩子的姥姥也焦虑。实际上这种情况并不一定是遗传的原因，更多的是由于家庭氛围这个因素的影响。在一个家庭中，如果这位母亲患有焦虑症的话，家庭氛围压力大，孩子非常容易焦虑。我们也观察到，如果夫妻一方有焦虑障碍，另一方可能也会出现焦虑障碍。夫妻双方并没有血缘关系，因此夫妻先后出现焦虑障碍完全无法用传统的染色体遗传解释。在工作环境内，也可见上级处于焦虑状态，下级的压力会较大并容易出现焦虑障碍。

脑科学研究发现，人类的行为和情绪都是可以通过大脑镜像神经元来获得的。镜像神经元是指一类可以在动物的脑部激活时，能够使得观察到某只动物执行某些动作时，观察者自身也能在神经水平上模拟这些动作的神经元。镜像神经元位于大脑中的运动区域内，其发现最初起源于研究恒河猴。当猴子看到别的猴子或人做出某些手势或动作时，它们自己的大脑区域内会出现与被观察到的猴子或人相同的激活模式。这表明镜像神经元可能在模仿、学习行为以及理解他人意图等方面起着重要作用。在通过镜像神经元理解他人感情的过程中，观察者直接体验了这种感受，因为镜像机制使观察者产生了同样的情绪状态。当人经历某种情绪，或者看到别人表现出这种情绪时，他们脑岛中的镜像神经元都会活跃起来。换句话说，观察者与被观察者经历了同样的神经生理反应，从而启动了一种直接的体验式理解方式。

焦虑障碍的家庭聚集性、群体聚集性，更大的可能是镜像神经元的作用：焦虑的父母等掌握话语权的社会角色把情绪这种压力"传染"给了家庭或者组织成员。

案例 "妞妞"（32 期训练营学员）

学员自述：我刚做宝妈不久，非常害怕自己的焦虑会遗传给孩子，因为我自己有焦虑，知道焦虑的"味道"让人十分不舒服。在看张博士的直播时，我就和张博士联系，说起了我的担心，害怕自己的焦虑会遗传给孩子，张博士就告诉我说："不会遗传的，放心吧。"听到张博士这句话，我这才放下心来。

3.2.4 能好

以我们的经验，焦虑症是完全可以好的。有时候你碰到身边的人，他也会告诉你他得过，而且好了。但是他之前不讲，是他觉得说出自己得过这种病还是有一些不好意思，就是我们常说的"病耻感"。从客观上讲，只要有一个人能好，那这种病一定是有规律的，因为焦虑症和抑郁症其实都不是真正的躯体发生的问题，它就是我们的一种情绪的异常，或者你可以把它理解成一种心理和身体互相作用的一种不良的亚健康状态，它更多地来自安全感不足。

你现在看到这本书，就是给你普及相关症状背后的医学原理以及尽快康复的方法，避免你由于不理解而过度恐慌。书中也会介绍"觉心正念"的正念疗愈焦虑课程是如何增强安全感、帮助学员康复的。

参加了我们特训营或者训练营的学员，在结束训练以后，除了学会自己控制症状以外，他们也不再害怕。另外，他们的社交圈子也会发生一些变化。原来很多人是不愿意和别人打交道的，有社交恐惧等类型的人容易出现这样的问题。他们通过学习正念康复后，就恢复了社交，和家里人的关系变好了，很多人反映自己的爱人、孩子说自己的脾气变好了；有一些早年有心理创伤的人，他们的心结得到了处理，还有很多人的幸福感提高了。对于存在焦虑障碍的朋友而言能够在日常生活中快快乐乐地活着，这就是一种很大的幸福。

当然更重要的是，焦虑症学员在训练过程中不断对自我的探索和觉察、反省，很多人对自己和生命有了更深的理解。从更长一些的时间跨度来看，每一段经历我们都会学到一些东西，获得一些成长。让我们一起走过这段唤醒自我的旅程，开启一个身心升级的过程，进行一次脱胎换骨的变化。

最后再次欢迎各位朋友，让我们以一种轻松的状态迎接、应对和疗愈焦虑。

更多学员走出了焦虑的案例，我们会列举在本书的第 7 章供你参考。

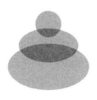

第 4 章

"四轮驱动"走出焦虑

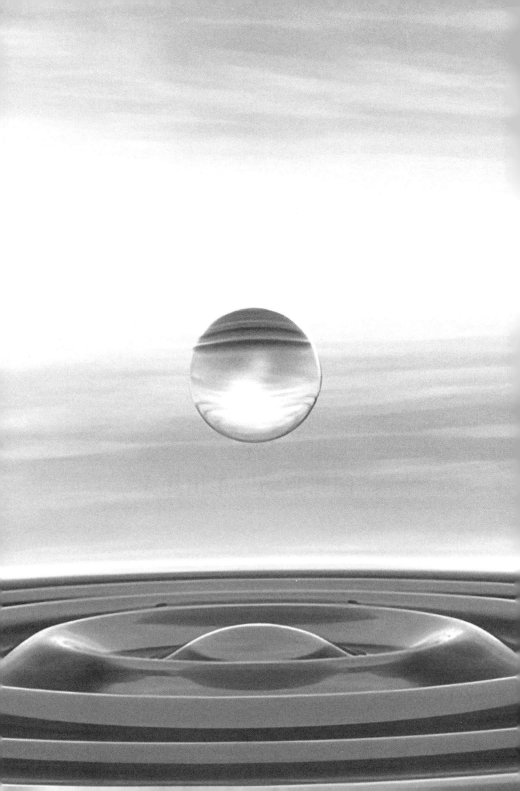

我们特别强调，一旦确诊了焦虑障碍，就一定要对各种方法都有所了解，并形成一个综合方案，方案中的每一个组成部分都要有科研证据证实其作用。在不断实践中，我们推荐你选择的方案包括正念练习、正念有氧运动、人际关系支持以及药物治疗，我们把这四个方案打包在一起推荐给我们的学员，并起了一个通俗易懂的名字："四轮驱动"方案。选择这些方案是因为它们都有足够的科研证据证实其有效性。下面为你详细介绍"四轮驱动"方案里面的每一个轮子都分别意味着什么。

4.1 四轮驱动之一：正念练习

正念这个概念最初起源于佛教禅修，是从坐禅、冥想、参悟等发展而来的。正念是指有目的地、有意识地关注、觉察当下的一切，单纯地觉察它、注意它。结合心理学和心身医学理论及方法后，正念在当代被发展成了一种系统的心理疗法课程，即正念疗法，麻省大学医学院正念减压疗法（MBSR）和牛津大学正念认知疗法（MBCT）就是以"正念"为基础的心身疗法。

正念减压疗法（MBSR）是 1979 年由麻省理工学院分子生物学博士、马萨诸塞州医学院荣誉教授、乔恩·卡巴金博士在麻省大学医学院附属医院所开设的、协助病人处理慢性疼痛和焦虑障碍、失眠等心身疾病的正念疗法。正念减压疗法本身是用来缓解压力的标准团体训练疗法。疗法的核心步骤是正念冥想，以团体课形式授课，每次上课两个半小时到三个小时。在正念冥想的过程中，选择一些觉察或者观察的对象，可以是呼吸，身体的感觉，情绪，想法，或者是运动中的感觉。正念认知疗法（MBCT）是由牛津大学的马克·威廉斯教授，剑桥大学约翰·蒂斯代尔（John Teasdale）教授，多伦多大学的津德尔·西德尔（Zindel Segal）教授三位认知行为心理治疗师在融合了认知疗法和乔恩·卡巴金教授的正念减压课程的基础上发展出来的一种心理干预课程，主要解决抑郁症等情绪类障碍，目前科研证据显示MBCT 对焦虑障碍同样有效。

目前，英国卫生署将 MBCT 列为预防抑郁症复发的最佳疗愈方法。美国最新版的《心理障碍临床手册》也纳入了正念的基本理念。全球有 60 多个国家的包括哈佛大学、多伦多大学、斯坦福大学附属医院在内的 720 多家医院及机构开设正念课程帮助患者及社会大众。

正念训练的是，训练者要面对而不是逃避面临的情绪等内在问题。参与者被要求培养一种开放的、接纳的态度，以及非评判的态度，来应对当前出现的想法或者情绪。这些过程通过静坐及相应心身医学方法训练完成。

我们的"觉心正念"EMBIA 是基于牛津大学正念认知疗法和麻省大学医学院正念减压疗法所设计的一个训练营。在"觉心正念"EMBIA 中，除了传统正念认知疗法、正念减压疗法的经典内容之外，针对焦虑障碍的特点，我们还融入正念有氧运动，也增加了对应激生活事件记忆的脱敏处理，以及在生活中如何应用正念减少复发概率等方面的内容。

《中华行为医学与脑科学杂志》于 2019 年 9 月发布的"正念干预专家共识"中提及正念干预的身心效果：正念干预是一种具有多重身

心效果的健康方法。在生理层面，正念可以作为躯体疾病的辅助干预措施，改善生理机能和减少压力激素浓度，并且正念干预能够改变大脑结构和功能。在心理层面，正念干预可以增进认知功能，提高注意力、记忆力和思维能力。此外，正念干预还可以调节情绪，增进积极情绪，降低消极情绪，并提高个体的情绪觉察能力。在生活质量和行为层面，正念干预可以提升患者的生活满意度，促进睡眠、进食、生活作息等，从而提升了个体的自我调节能力与生活幸福感。总之，从身体到心灵，正念干预为人们带来了多方面的益处，是一种值得推广的健康方法[16]。

2022年11月9日，美国精神病学杂志 *JAMA Psychiatry* 发表的乔治城大学医学院精神医学系专家伊丽莎白·A.霍格（Elizabeth A. Hoge）团队的科研结果显示，正念减压疗法（MBSR）的疗效与传统焦虑障碍的一线药物艾司西酞普兰相当，副作用更小[17]。

我们的实践也证实了正念课程有助于患有焦虑障碍、心脏神经官能症、植物神经功能紊乱、胃肠神经官能症等的人群恢复心身平衡。

目前北京大学第六医院（北大六院）、北京协和医院、北京回龙观医院、上海精神卫生中心、上海同济医院、武汉同济医院等著名医院均为患者提供正念练习指导。其中北大六院临床心理中心病房从2016年起，每天下午邀请住院患者做练习，练习时间持续一两个小时。在一次观摩过程中，一位重度抑郁症患者给我留下的印象比较深。该重度抑郁症患者第三次复发，在住院期间，柳学华护士长带领他们这批患者做正念练习，一个月之后他出院的时候，他说他觉得自己像正常人一样了。

除此之外，正念疗法在部分省市进入医保。2021年3月，广东省医保局和人社局印发的《广东省基本医疗保险、工伤保险和生育保险诊疗项目目录（2021年）》中，心理治疗出现在精神科治疗类别下，其中正念训练也被纳入报销范围。

4.1.1　为何正念练习有效?

大脑具有可塑性是正念可以改变大脑的理论基础。所谓大脑可塑性是指:个体经历学习、体验或环境刺激的同时,大脑神经元之间的连接强度和神经元的形态结构等会发生可逆性的变化。简单来说,如同肌肉一样,大脑通过训练是可以发生改变的。这种可塑性在生命的各个阶段中都存在,但在儿童时期最为显著。

研究发现,人们在练习某项技能时,与该技能相关的脑区域的灰质会增加。这表明了大脑的可塑性,并且证实了在脑区域的使用和训练中,大脑结构可以发生变化[18]。一项针对长期开出租车的司机的研究发现,他们与空间记忆和导航相关的脑区域(海马体)比非出租车司机更大。这表明,因为他们需要不断地在城市中搜索并记忆路线,他们的大脑结构也随之改变[19]。

正是因为大脑是可以通过刻意练习进行塑造和改变的,所以我们常常比喻说,我们要像锻炼肌肉一样去锻炼我们的大脑。

那么,日复一日地进行正念练习给我们的大脑带来了哪些变化呢?

4.1.2　正念练习对大脑各个区域的改变及其意义

近年来,越来越多的神经影像技术被用来探究正念对大脑结构的影响,结果表明正念可以改变大脑结构,并且带来积极的影响。下面我会从过往科研文献中列举出部分关于正念练习对于大脑各个区域的影响的内容。

1. 正念练习对大脑前额叶的改变

大脑前额叶是控制人类行为和认知功能的重要区域之一。它参与了许多高级认知功能，如注意力控制、决策制定和情感调节。过去的研究表明，长期的冥想练习可以增强前额叶皮层的活动，使得该区域更加灵活和适应性更强。例如，一项2013年的研究发现，冥想练习者在执行功能性任务时表现更好，其前额叶皮层的活动也更强[20]。这意味着对于那些焦虑的人群来说，通过学习和实践冥想技巧可以帮助他们增强大脑的执行功能，减轻焦虑情绪并改善认知能力。

此外，正念练习还可以促进内部意识的发展，进而影响前额叶皮层的结构和功能，使我们更容易关注当前的经验、反思自己的情感和思维模式，并更好地管理负面情绪。一项2018年的研究发现，经过8周正念练习的人群前额叶皮层密度显著增加，而且其情绪调节和认知弹性水平也有所提高[21]。对于焦虑人群来说，这一发现是个积极的消息，因为焦虑状态往往会导致大脑前额叶皮层区域的活动减少，使得焦虑人士难以适应负面情绪，并可能出现认知上的缺陷。该发现似乎表明，通过正念训练，我们可以使大脑前额叶皮层的活动再次增强，从而改善情绪问题，并提高认知能力。认知弹性水平是一个人面对压力和挑战时的"应变能力"。如果我们将这个概念看作一种心理"肌肉"，那么就可以说，通过正念训练，我们可以锻炼并增强这种肌肉，增强我们应对压力时的应变能力。

正念练习对以上大脑脑区的积极作用是正念疗愈焦虑障碍的神经基础。

我们在实践中可以发现，在正念练习过程中，当觉察到身体感觉不适时，身体不适的感觉就会慢慢缓解，焦虑情绪也会慢慢缓解，或者能意识到自己的想法引起了身体不适，当应用正念练习让想法慢慢地平息的时候，身体的感觉也就相应地得到缓解了。反过来一样，我们也可以通过处理其中任何一个症状来影响其他两个症状，这就是大脑的觉察功能的强大作用。有人说，"觉察即疗愈"。单纯觉察到焦虑等情绪、身体不适即灾难化思维，我们的痛苦就会相应地减少。

很多人以为只有药物能控制症状，但实际上，经过对经典正念课程核心技术的提炼、整合，我们发现正念练习能够很快地缓解或者控制症状。可能需要几秒钟，有一些人可能需要两三分钟，这些症状就消失了。比如说胡思乱想，或者一些情绪，有可能几秒钟就被调整过来了。身体的症状有可能需要两三分钟。时间的长短，跟经验是有关系的，随着自主缓解症状的能力增强，安全感也会逐步提高，症状发生的强度和频率都会相应下降。

心慌、心跳这些躯体症状，是由于交感神经的上级中枢杏仁核过度兴奋，交感神经过度活跃导致的。当我们有意识地去观察我们的心慌、心跳、胃胀，其实就是在启动我们大脑额叶的觉察功能，大脑额叶的觉察功能启动以后，杏仁核的功能就下降，紧接着我们的交感神经活性下降，我们的躯体症状慢慢就缓解了。所以大脑额叶的觉察功能是正念的一个很重要的机制。

在以前学习辩证唯物主义时我们获得的理论是物质决定意识，现在发现作为意识的一种功能的正念可以改变大脑结构，也就是说意识同样可以改变物质结构。这可能是对物质与意识关系理论的修正。

2. 正念练习对海马体的改变

海马体是大脑里一个重要的结构，它与空间记忆和导航有关联。正念练习可以促进海马体、前额叶皮质和杏仁核等区域的灰质密度增加。霍泽尔（Hozel）等人的研究发现，8周的正念练习可以导致海马体灰质密度增加[22]。唐（Tang）等人的研究表明，3个月的正念练习可以增加前额叶皮质和杏仁核的灰质密度[23]。

正念练习对海马体的改变，意味着经过长时间的正念练习，人们可能会观察到他们更易于记忆事物，更容易在空间中定位以及更好地处理信息。此外，海马体也被认为与情感调节有关，并且正念练习已被证明可以减轻抑郁症和焦虑症等情感障碍。

3. 正念练习对大脑杏仁核结构的改变

杏仁核是大脑内重要的神经组织，位于脑干的下方。它扮演着情绪调节的关键角色。

当我们面临威胁或者紧张的情况时，杏仁核会立即发挥作用，释放出应激激素，如肾上腺素和皮质醇等。这些化学物质会让身体产生一系列反应，比如心跳加速、呼吸急促和胃部不适等。同时，杏仁核与大脑中的其他区域进行通信，控制我们的情绪和行为。

杏仁核功能异常可能导致情绪失调和焦虑等问题。一些研究发现，正念练习可以促进杏仁核的结构和功能的变化，使其更好地应对负面情绪和压力。

例如，一项使用磁共振成像技术的研究发现，经过 8 周正念训练后，参与者的杏仁核灰质密度显著减少，这可能反映了杏仁核神经元的收缩或死亡，从而减轻了焦虑和抑郁的症状[24]。另一项研究发现，通过长期的正念练习，我们可以看得到杏仁核在变小[25]，因为杏仁核是与安全感和潜意识有关的，它变小意味着我们的安全感的上升。

4. 正念练习对其他脑区的改变
● 正念练习对前扣带回区域的改变

前扣带回区域（Anterior Cingulate Cortex，ACC）是调节自我注意的一个重要区域。正念练习可以减少 ACC 的活跃程度。唐等人通过使用不同的认知和情感参照实验，在长达一年的实验中，研究了正念练习在 ACC 区域的独特作用。经过一系列的分析和控制，他们发现正念练习可以导致中央区和泌尿生殖区的减活化程度，表明正念训练可以影响情感、社交等领域的自我控制[26]。

- **正念练习对默认模式网络的改变**

默认模式网络是大脑中一个重要的功能性神经网络，其主要活动发生在我们没有特定任务时，即在"休息状态"下。这个网络与我们的内省思考、自我意识和社会认知等方面密切相关，因此也被称为"自我中心网络"。但是，当我们过度沉迷于负面思维和情绪时，这个网络的活动就会异常增强，导致我们难以摆脱负面情绪和自我反省的恶性循环。

正念练习通过训练注意力和觉察力，可以帮助我们降低默认模式网络的活动水平，减少负面思维和情绪的影响，并促进前额皮质、前扣带回皮层等与情绪调节和认知灵活性有关的区域的活动。例如，一项基于 MRI 技术的研究发现，接受 8 周正念练习训练的人群相对于未接受训练的对照组，在休息状态下默认模式网络的功能连接和活动水平都显著降低，表现出更高的认知控制能力[27]。对于焦虑人群来说，这个发现是重要的，因为焦虑往往伴随着默认模式网络过度激活，导致我们陷入沉思和自我负面推断的恶性循环。因此，通过练习正念，人们可以降低这种连接和活动水平，改善焦虑症状并提高认知控制能力，使人们更加能够应对生活的各种挑战。

以上介绍了大脑可塑性以及正念训练对大脑各个区域的改变。帮助你更好地了解正念练习与大脑可塑性之间的关系，从而更好地理解正念训练是如何提高心理健康和情感调节的能力的。

4.1.3　稳定的呼吸节律可以稳定情绪和灾难化思维

在一项最新的研究中，斯坦福大学医学院的研究人员发现了脑干呼吸中心中的少数神经细胞连接着大脑的觉醒中枢——蓝斑核，可以调节整体的觉醒和焦虑程度。消除了这一部分神经细胞的小鼠与焦虑有关的行为大大减少，变得非常淡定[28]。

在正念练习的过程中，呼吸比较平稳，而且是有节律的。这种平稳有节律的呼吸方式源自呼吸肌的规律运动。呼吸肌这种规律的运动方式会通过神经纤维把呼吸信号传导到脑干的呼吸节律（Breath Pacing）中枢，后者会把有规律且有节律的缓慢呼吸模式解读为"目前的环境是安全的"，并进一步把"目前的环境是安全的"这一神经信号，传导给网状结构等觉醒网络中枢，包括杏仁核及下丘脑等与交感神经兴奋有关的大脑神经核团的应激反应水平就会下降。长期练习，有利于在不同区域的神经元之间建立新的神经突触联结，形成更稳健的神经反应模式，提高焦虑情绪阈值，持续降低应激反应。

4.1.4　正念练习促进睡眠

正念练习在失眠障碍患者中已被证明是一种有效的非药物治疗方法。正念练习有助于改善睡眠质量，减少入睡时间和失眠持续时间。

其中一项自然实验，将正念练习与认知行为疗法相结合以治疗失眠患者。结果显示，正念练习对睡眠质量有显著改善，且效果可以持续至少 12 个月[29]。

另一项关于正念减压疗法（MBSR）对失眠的疗效的研究，报告了一项随机对照试验，比较了正念练习与药物治疗在治疗原发性失眠方面的有效性。结果表明，正念练习和药物治疗在改善失眠方面的效果相似，但正念练习组的治疗效果可以持续更长的时间[30]。

综上所述，正念练习是一种有效的非药物治疗方法，可以帮助失眠障碍患者改善睡眠质量。据我们的长期观察，正念疗愈训练营的很多学员在参加正念练习后，第一个得到缓解的症状就是失眠。

正念练习通过改变脑电波促进睡眠

我们在正念状态下，大脑的脑电波活动改变了。比如说我们在普通状态下，大脑的脑电波以贝塔波为主。当我们开始正念训练，或者有觉察的时候，大脑的脑电波就以伽马波为主，而伽马波与深睡眠的波形是一致的。

一项由翁（Ong）等人进行的研究也支持了这一理论。该研究发现，对于那些患有失眠症状的人来说，8周的正念练习可以显著减少入睡时间、清醒时间和夜间醒来次数。同样，这项研究使用了 EEG（脑电图）来监测参与者的脑电波。结果显示，正念练习可以增加西塔（theta）和阿尔法（alpha）频率，从而减轻失眠症状[31]。

4.1.5　将潜意识内容意识化来处理创伤

作为人类，我们有着超强的适应能力。自古以来，我们一直面对着战争、灾难、失去亲人和个人生活中大大小小的困难事件，这些经历会在心理和身体上留下痕迹，对个体心理和社交方面的发展都产生了负面影响，我们把这些经历称为创伤性经历。

创伤会对我们造成一定的生理影响，包括调整大脑警报系统、让压力激素变得更加活跃、过滤危机相关的信息等，让受伤者难以体验日常生活。这些变化也解释了为什么受过创伤的人会对威胁产生过度反应。

我们也观察到惊恐障碍和恐惧症都与应激性生活事件造成的心理创伤有关，包括受到了惊吓、打击、刺激、失败，或者目睹亲属去世导致安全感不足。有时惊恐发作会突然出现，这可能是因为一些创伤性记忆在潜意识中会偶然被触发。

虽然创伤对我们产生了很大的伤害，但是近年来神经科学、发展精神病理学和人际神经生物学的发展带来了新希望。现在，我们可以利用大脑神经可塑性原理治疗创伤，帮助我们重获自我控制。正念训练营可以将潜意识中的创伤性记忆暴露出来，并应用正念的方式加以面对。创伤性记忆被反复暴露，这部分记忆就不会再导致恐慌情绪或者躯体症状了。

4.2　四轮驱动之二：有氧运动

美国精神医学会、美国心理学会、加拿大精神卫生协会的共识声明表明，有氧运动已被确认为治疗轻度至中度抑郁障碍的有效方法之一。有氧运动被证明可以显著地减轻和预防抑郁和焦虑症状。这是因为有氧运动可以促进身体内分泌系统中的多巴胺、血清素和内啡肽等神经递质的释放，从而改善情绪、增强积极性和自信心。

例如，一项针对成年人的系统综述和 Meta 分析发现，每周进行 3~5 次、每次 30~35 分钟的有氧运动可以显著降低抑郁和焦虑症状，而且效果与药物治疗相当 [32]。有氧运动会降低身体对焦虑反应的敏感性 [33]；此外，定期锻炼计划可以帮助缓解其他常见的并发疾病的症状，例如肠易激综合征（IBS）[34]。

总之，有氧运动是用来缓解和预防抑郁和焦虑症状的，一种安全、易于实施和有效的方法，值得我们在日常生活中加以推广。

在 EMBIA 中，我们推荐学员进行的正念有氧运动包括快走、慢跑、八段锦、太极拳等，这类活动已经被心内科、内分泌科广泛地应用于现在的冠心病、糖尿病等慢性病康复过程中。

患有焦虑障碍的朋友在做这些运动时与普通人不一样的一点是，在运动中融入对身体感觉的注意，这就是正念有氧运动。正念有氧运动更强调观察身体的感觉，而不追求姿势正确。过度追求姿势正确，会对本来就压力大的朋友造成不必要的心理负担。

有氧运动作为慢性疾病康复的方法已经在医学界得到了广泛的推广。在心脏康复领域，尤其是以北京大学人民医院心内科专家胡大一教授为首的心脏康复团队，核心的康复方法就包括有氧运动。运动到多长时间、心率达到什么标准，是有很充足的科学依据的。这证明有氧运动对心内科冠心病、高血压这类疾病的康复是有很大帮助的。同样，现在已经有大量的科研证据证实有氧运动对焦虑症这类神经症，有很好的帮助作用。

"正念八段锦""正念行走"等运动，我们鼓励你在室内完成，"正念快走"和慢跑可以到室外去做。在整个训练期间，有氧运动方面有一个需要注意的地方，就是避免剧烈的对抗性运动。比如说篮球、羽毛球、足球，这些对抗性的运动会引起神经过度兴奋，诱发心脏不适，进而出现焦虑情绪和紧张情绪，形成心身应激反应循环，有一些人会引起惊恐发作。

案例 "波西"（12 期特训营学员）

学员自述： 有氧呼吸，快走慢跑，杜绝剧烈运动，因为剧烈运动易导致精力、神经和身体受不了。有氧运动主要提升你的体力、精力，同时可以放松身心。生命在于运动，特别是可以每天做八段锦，疏通你的全身，对肠胃帮助特别大。

4.3 四轮驱动之三：社群 / 人际关系支持

我们人类是一个群体性的生物种类，人类是一个有社会属性的生命，良好的人际关系对我们安全感的提升有很重要的作用。

社群 / 人际关系支持是指个人与家庭、朋友和社会组织之间的联系和互动，它们可以使人感到被认同、被接受和被支持。已经有很多早期的研究证实人际关系支持的重要性，比如在 *Stress, social support, and the buffering hypothesis* 这篇经典的论文中，介绍了社交支持对于缓解压力和焦虑的作用。该研究发现，当人们遭受压力时，社交支持可以减轻负面影响 [35]。*Work stress and social support* 这本书详细介绍了社交支持对于缓解工作压力和焦虑的作用。作者对社交支持的不同类型进行了分类和描述，并探讨了社交支持如何帮助人们应对压力的问题 [36]。

当焦虑障碍问题出现、检查结果为阴性的时候，家人在很多时候是不相信的。我们鼓励学员，如果可以的话，尽量争取自己家人的理解和支持，让家人知道自己是真的遇到问题了，而非装病。

另外，在参加了"觉心正念"的正念疗愈焦虑训练营后，在人际支持方面，由正念老师、康复的老学员、辅导员构成的教学团队也会给学员强大的社群 / 人际关系支持。

在训练营中，学员之间互相鼓励，互相打气，互相督促。另外，课程还会教给大家一种沟通的技巧——正念沟通，让学员能够学会心平气和地听别人讲，心平气和地去讲自己想说的，从而慢慢地化解由于家人的误解带来的压力和在工作中由于沟通而产生的压力。

在特训营结束后，在正念老师和班主任的协助下，学员会选出几位志愿者，持续地练习，并提供长期的支持陪伴。当期学员每周共同学习、交流心得、讨论问题等。

由众多形式构成的人际关系支持会给在训学员提供较大的安全感。

以下是"觉心正念"的人际关系支持形式，并用调查结果展示效果。

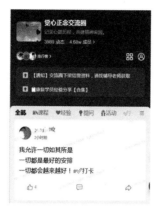

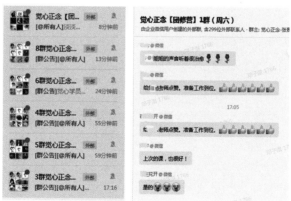

案例 "坚持"（24 期特训营学员）

学员自述：因为我在外地工作，2019 年底的时候，我回到家中，见到了很多以前的玩伴。在家的这段时间，我经常约上三五个伙伴一起玩，吃饭、喝酒、打牌，和朋友在一起的这段时间，我很开心，在家的这段时间很放松，情绪调节得很好，所以一些症状也有所减轻。

　　觉心正念·心安即是归处

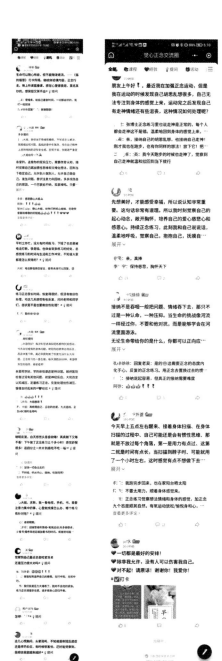

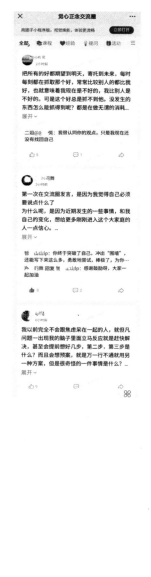

4.4　四轮驱动之四：必要的生物学辅助手段

很多学员常年使用药物出现副作用，有一些学员使用药物没有明显作用，也有一些学员使用药物时在早期有作用，在后期就没有了。很多人盲目地相信药物，没有主动寻找药物以外的有效方法。也有不少学员害怕药物的副作用而盲目地排斥药物。实际上，大部分人不需要使用药物也可以走出焦虑，但也有一些症状需要用药物来控制，在控制症状后再进行心理干预。我们提醒患有焦虑障碍的朋友不要走极端，而要根据自己的体会来选择使用哪种方法或者学习如何结合正念练习和药物。我们观察到一些症状是必须使用药物的，比如严重的肛门坠胀感、严重的尿道反应、重度抑郁。对于这些情况，我们强烈推荐你使用药物，因为在你没办法缓解症状的时候，药物能帮助你控制症状，对你的生活质量会有很大的帮助。我印象比较深的有两位学员，都是肛门坠胀感非常严重的情况，因此无法做正念练习。

药物的使用原则，在焦虑障碍防治指南里有明确规定，像这种广泛性焦虑，还有惊恐发作，是推荐把心理治疗与药物使用结合在一起的。另外，孕妇和哺乳期女性则禁止使用与焦虑障碍相关的药物。什么叫指南？在医学领域中，所有的医生都要按照指南建议的方案治疗疾病，指南说怎么做你就怎么做。在抗焦虑方面不能单纯地靠药物。单靠药物有可能会多次复发。很多学员反馈感觉症状好像已经被控制住了，但是一停药或一减量就复发了，他们在症状反复后会发现原先有效的药物不能完全消减症状，就导致对这种药物吃也不是，不吃也不是的两难境地。还有一部分情况需要注意的就是，在备孕、怀孕或者哺乳期的时候，我们推荐这部分女性朋友不要使用药物，就单纯地进行正念练习。

在药物的使用方面，现在也有一些新的方法来帮助你减少副作用，即基因检测，利用从口腔里边刮下的一些细胞，基因检测公司可以找到适合你的药物，把副作用比较小又有作用的药物推荐给你使用。

"觉心正念"学员减药／停药实践经验

逐步 1/4 减量，每个剂量停留半个月到一个月，在其间出现不适时用相应的正念方法 [如正念认知疗法（MBCT）中的"三步呼吸空间"，或者正念减压疗法（MBSR）中的"暂停"] 稳定自己。

举例：现在的剂量为 2 片，但症状没有了，就开始减量到 1 片 +3/4 片，维持 15~30 天；在出现不适时用正念稳定；

然后再减到一片半，维持半个月到一个月，出现不适时用"三步呼吸空间"或者"暂停"稳定自己；

以此类推，直至药物剂量只剩最后 1/4 片。

在 1/4 片的剂量下，症状已经没有了，随后开始每两天吃一次，维持半个月；出现症状后应用"三步呼吸空间"或者"暂停"稳定自己。症状消失后，开始每三天吃一次，维持半个月。出现症状后应用"三步呼吸空间"或者"暂停"稳定自己。

最后发现自己好几天没有吃药了，但没什么不适，药物就自然停止了。我们观察到的现象：氯硝西泮和黛力新的戒断反应很大，尤其是前者。每一次剂量改变后停留的间隔需要相应地延长。

针对肠胃有问题的学员，根据情况，我们也会推荐使用益生菌相关产品。益生菌是一类有益于宿主健康的微生物，能够维护肠道菌群平衡，改善肠道功能。

益生菌的作用：促进消化、改善便秘、增强免疫力。益生菌可以合成消化酶，促进肠道营养物质的吸收，清除或减少致病菌的黏附，还可以维持肠道菌群结构平衡，改善便秘、腹泻以及消化不良的症状。益生菌中含有的肽聚糖、脂磷壁酸等成分，可以刺激宿主免疫系统，提高机体免疫力，增强机体固有免疫细胞和自然杀伤细胞的活性，保护机体健康。

益生菌对焦虑抑郁、胃肠神经症状的帮助

胃肠神经症状是指神经系统和胃肠道功能异常引起的消化不良、

腹泻、便秘等症状。近年来，不断有研究表明，肠道微生物与神经系统之间存在着密切联系。而益生菌作为一种常见的肠道微生物，在调节情绪和心理健康方面的作用也被学者广泛研究。

例如，迪南·T. G.（Dinan T. G.）和克赖恩·J. F.（Cryan J. F.）的研究表明，肠道微生物通过肠—脑轴与中枢神经系统相互作用，在情绪调节方面发挥着重要的作用[37]。黄·R.（Huang R.）等人的Meta 分析结果证实，益生菌可以显著减轻抑郁症状。虽然益生菌对于治疗焦虑抑郁症状的效果需要进一步深入研究，但已经有研究显示了它们对心理健康的积极影响[38]。

以下是"觉心正念"团队基于学员使用益生菌的调查结果。

使用益生菌之前身体有什么问题？ [多选]

选项	票数	比例
A.便秘/便血	31	13.8%
B.腹泻	16	7.1%
C.口腔异味	20	8.9%
D.肠胃胀痛，肠道不适	30	13.4%
E.消化不好，没食欲	25	11.2%
F.失眠，睡眠差	51	22.8%
G.情绪不稳定	38	17.0%
其他	13	5.8%
本题填写总票数	224	

使用益生菌+菊粉方案后身体有哪些改善？ [多选]

选项	票数	比例
A.便秘/便血好多了	21	12.3%
B.腹泻好多了	16	9.4%
C.口腔异味好多了	10	5.8%
D.肠胃不胀痛了，肠道好多了	16	9.4%
E.胃口好了	22	12.9%
F.睡眠有改善	34	19.9%
G.情绪稳定了	20	11.7%
H.没有改善	10	5.8%
其他	22	12.9%
本题填写总票数	171	

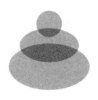

第 5 章
EMBIA 介绍

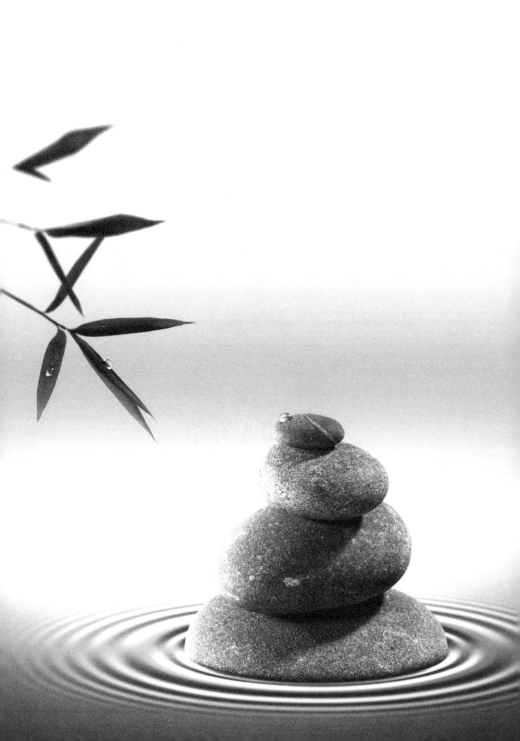

与普通人群的压力反应表现为情绪容易烦躁相比，焦虑障碍患者的区别在于出现不可自控的压力过大表现，包括不可自控的，甚至是自发的惊恐、恐惧、焦虑及犹豫情绪，灾难化思维和身体反应。依据我们的观察，这些情绪、灾难化思维和身体反应之间形成了条件反射。目前主流的药物无法对所有人、在所有阶段上缓解症状，更不用说彻底治愈且不再复发了。

南京医科大学附属脑科医院副院长、南京神经精神病学研究所所长、中华医学会精神病学分会副主任委员张宁教授在《精神障碍的认知行为治疗：总论》这本书的序言中明确指出，药物治疗虽然解决了大量严重的心理疾病，但是对于焦虑症、抑郁症等效果欠佳，尤其是在症状得到控制后，对恢复患者的心理社会功能作用甚微。其实笔者还想补充一句，由于无法进行相应的心理指导，药物也无法根除创伤后应激反应及现实压力源造成的情绪、思维、身体的压力反应。依据我们观察到的、接受 EMBIA 训练后学员的相关数据，在掌握了相关方法后，正念练习对平息灾难化思维、焦虑等情绪、躯体不适的作用堪比药物，所用时间更短，而且对导致症状出现的压力源有更直接的干预作用。

2019 年底暴发的新冠肺炎改变了这个世界的方方面面。传统的正念课程都是面对面进行的团体练习，但新冠疫情暴发后，学员只能通过网络的形式学习在线正念课程。"觉心正念"开发的在线正念疗愈焦虑课程由体验课和正式课程组成，共 12 周。这个课程有一个自己的名字：在线正念疗愈焦虑课程（Online Mindfulness Based Intervention for Anxiety，EMBIA）。EMBIA 吸收了有众多科研实证的正念认知疗法（MBCT）/正念减压课程（MBSR）的有效成分，融入了患有焦虑障碍的学员需要的自助式稳定症状以及结合系统脱敏疗法，对应激性生活事件记忆做内暴露等方法。

5.1 EMBIA 教学板块介绍

5.1.1 教学构成：五个模块 + 体验式教学 + 团体支持

1. 五个模块循序渐进

我们将 EMBIA 分为五个模块循序渐进地进行教学，为了帮助学员清晰了解 EMBIA 的课纲及康复路径，我们将在本书后面部分中依次进行介绍。

2. 体验式教学

正念教学与其他教学模式有所不同，相比于老师灌溉、学生吸收的模式，正念教学的不同在于其注重对当下体验的关注，即觉察、接纳和放下的过程。相对于传统的技能或知识培训，正念教学更注重个体的内在成长和自我发现。正念老师带领学员在练习中对自己的体验进行觉察，对觉察进行反思，从反思中发现洞见，最终形成态度的改变。

3. 团体支持

团体支持在 MBSR 中对焦虑障碍患者的康复非常关键。首先，焦

虑障碍往往会让患者感到孤独、无助和不安，而团体支持可以提供一

正念减压疗愈：一个螺旋式上升的过程

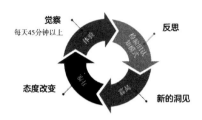

个安全、支持性的环境，让患者感到不再孤独，可以与他人分享自己的体验和感受。其次，团体支持可以促进患者的相互鼓励和支持，帮助他们更好地理解自己的情绪和感受。最后，团体支持可以为患者提供与他人建立联系和社交的机会，这对于缓解焦虑和建立稳定的社交联系都很有益。

"觉心正念"的团体支持涉及课堂上的团体支持，课堂下的答疑解惑，同期学员在微信群内的相互鼓励，还有康复学员的陪伴指导。除此之外，课程结束后还有各种形式的同修、读书会等。

（1）课堂上的小组讨论

小组讨论是课程中非常重要的一部分。通过小组讨论，学员有机会运用正念沟通的方式，在分享自己的经验和听取他人的经验时进行交流和互动。

1. 保密：我们对小组讨论中发生的事情保密，并承诺不将其透露给任何其他人。这可以帮助创造一个安全的环境，鼓励学员在课程中分享自己的经历。
2. 尊重意见：在小组讨论中，尊重每个人的看法和观点，并且不要批评或评论其他人的想法。这样可以确保每个人在小组中感受到尊重

和支持。

3. 保持信任：在小组讨论中，保持信任和诚实。这意味着我们不会故意欺骗其他人或提供虚假信息。如果我们需要向小组透露一些私人信息，我们可以选择只分享我们自己的经历，而不是讲述其他人的故事。

（2）老师对学员的支持，作业点评，答疑解惑

老师对学员的支持是建立良好师生关系的基础。当学员感受到老师的关注和支持时，他们会更加积极地参与课堂，融入学习氛围，从而达到更好的学习效果。

而作业点评是促进学员康复的有效手段。通过对学员的作业进行点评，老师可以及时发现并纠正学员的错误，使学员更好地掌握练习方法。

最后，在学习过程中，学员可能会遇到各种各样的问题，如果不能及时得到解答，这些问题很容易影响他们的练习效果。因此，老师及时回答学员的问题，并给予针对性的解决方案，可以让学员更好地练习。

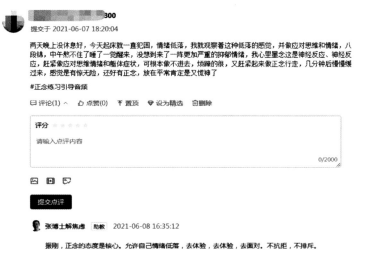

提交于 2021-06-07 10:43:19

每天正念，找到放松，找回平静。每当我烦躁不安时，关注呼吸，正念就带我找回平静。每当我有躯体症状时，我就练习正念，正念帮我找回放松。感恩正念。

#正念练习引导音频

💬 评论(1) ∧　👍 点赞(0)　📌 置顶　🏆 设为精选　🗑 删除

评分

请输入点评内容

0/2000

🖼 📹 🏷

提交点评

👤 张博士解焦虑　**助教**　2021-06-07 17:55:16

学会不听音频化解症状的练习，只是不复发的核心。

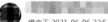77 提交于 2021-06-06 22:53:46

今日打卡：早晨做了二十分钟正念静坐，晚上做了一遍八段锦，静坐过程观察想法也没有什么想法，不做练习的时候脑子里想法一大堆

#正念练习引导音频

💬 评论(1) ∧　👍 点赞(0)　📌 置顶　🏆 设为精选　🗑 删除

评分　★ ★ ★ ★ ★

请输入点评内容

0/2000

🖼 📹 🏷

提交点评

👤 张博士解焦虑　**助教**　2021-06-07 17:57:55

直接观察呼吸的同时，观察想法，不卷入，不分析，不抗拒

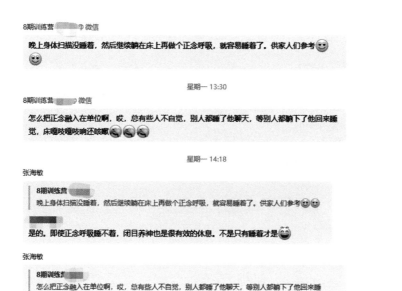

（3）康复学员作为辅导老师，在群内进行问题答疑

首先，老学员已经在康复过程中有了丰富的经验和知识，能够对正在康复中的学员提供非常实用的建议和技巧，帮助他们更快地恢复健康。其次，老学员可以通过自己的经历和故事激励正在康复中的学员，让他们更加有信心克服痛苦和困难。此外，老学员可以充当情感支持者，提供温暖，进行鼓舞，让学员感到被重视和关注。

（4）同期学员群内相互鼓励

学员之间建立友谊，相互支持，彼此鼓励，分享学习心得，共同克服学习难关。

正念减压特训营

由企业微信用户创建的外部群，含51位外部联系人·群主：觉心正念-辅导老师小黎(觉心正念·辅导老师小黎)

139期特训营 微信

@觉心正念 辅导老师小黎 我最大的反应是不安，情绪时常低落。吃饭睡觉出门都还可以。

139期特训营 微信

我尽量在坐公交、走路都带着正念体验去进行

139期特训营

嗯，好的，谢谢老师

139期特训营 觉心正念 辅导老师小黎

@觉心正念 辅导老师小黎 我最大的反应是不安，情绪时常低落，吃饭睡觉出门都还可以。

当我们感到不安的时候，我们可以觉察到自己正在不安，或者担心，觉察到在这个情绪背后是因为我们想到了些什么，然后也允许我们自己不安和担心，不用去对抗这个部分，或者评判这个部分，它也没有什么不好，如果可以，我们也可以去做一下自我关怀的部分，去给予自己一些安慰和支持，随着我们练习时间的增加，不断的将正念融入我们的生活，不断的去觉察当下我们每一次稳定的呼吸，每一次真实的身体感受，我们内在的安全感和稳定性会慢慢增加的

139期特训营 微信

谢谢老师

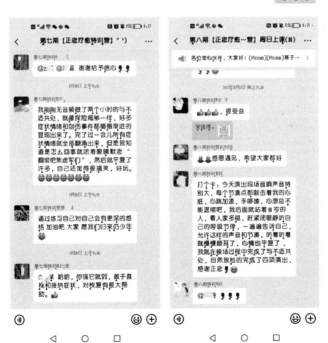

- **课后长期陪伴**

课后长期陪伴包括：晨练、午练、晚练、团修、读书会

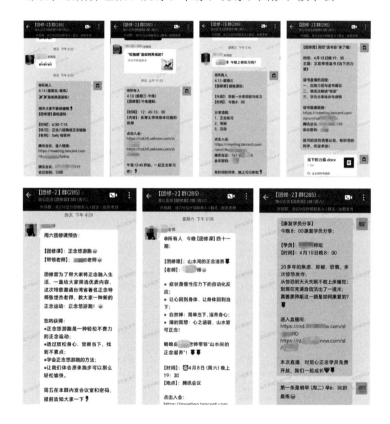

5.1.2　第一模块：学会化解症状

1. 第一模块总体介绍

患有焦虑障碍的学员对症状本身是焦虑甚至是害怕的。而焦虑及抗拒心态本身又会加重躯体不适、焦虑等情绪及灾难化思维。在课堂上，对于躯体不适、焦虑等情绪、灾难化思维，我们称之为"压力三角"，也就是压力在身体、情绪和思维上的表现，举例来说：

觉心正念·心安即是归处

- **身体上：**压力可能导致肌肉紧张、胃部不适、头痛、心悸等身体不适症状。例如，一位经常感到工作压力的人可能会出现头痛、肌肉酸痛和失眠等症状。

- **情绪上：**压力可能导致情绪波动和抑郁等情绪问题。例如，一个即将面临重要考试或面试的人可能会感到紧张、焦虑和不安，导致他情绪低落。

- **思维上：**压力可能使人难以集中注意力、记忆力下降、决策能力减弱、胡思乱想等。例如，在处理紧急任务或复杂项目时，过度的压力可能导致一个人无法有效地思考和做出明智的决策，也会胡思乱想、担忧搞糟等。

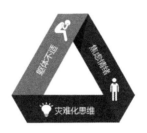

因此帮助学员掌握自我调节躯体不适、情绪不稳定、灾难化思维的方法，是从焦虑障碍中康复的基础。只有自己会应对这些压力反应，安全感才会快速提高。

学会应对这些心身压力反应的前提，是进行足够的基础正念练习，包括"身体扫描""正念行走""正念静坐"。我们观察到不同的正念练习方法对患有焦虑障碍的学员的功能有所不同。举例来说，"正念行走"对注意力的稳定性作用较大，部分学员通过"正念行走"改善了紧张情绪和身体过度紧绷的情况。"身体扫描"对于注意力的灵活性及提高对身体不适的接纳程度作用较好；与"正念态度"结合，"身体扫描"可以有效缓解入睡难的问题。以观察呼吸感觉为核心内容的"正念呼吸"对提高自我接纳能力的作用较好。

在足量基础练习的基础上，将一部分注意力放在呼吸感觉上，另外一部分注意力指向不舒服的身体感觉或者情绪，辅以正念态度，在这种状态下，躯体不适、情绪不稳定及灾难化思维会逐渐消失。在这个原则下，我们可以针对性地分别教给学员稳定情绪、灾难化思维、躯体不适的方法。

这个模块的核心是通过系统练习发展出非评判地观察当下不舒服的躯体反应、情绪、思维，允许其存在，内心愿意与之和平共处的能力，这种能力就是"正念回应"（Mindfulness Response）。

我们观察到，学员能不听音频化解灾难化思维、焦虑等情绪及躯体障碍并稳定自己的"正念回应"能力，是走出焦虑障碍的重要一步。

关于"正念回应"，有一个很有寓意的传说。释迦牟尼对他的弟子讲了人类"痛苦"的来源。大意是：

一个人第一次被箭射中了，身体上会感到痛。当这个人觉得自己不应该被箭射中的时候，他就被第二支箭射中了。这里痛（Pain）是指不适感觉、愤怒情绪、避险想法（第一支箭）。苦（Suffering）是指排斥、抗拒、逃避等心理惯性反应（第二支箭）。生而为人，我们无法绝对地避免"痛"，但可以通过选择有智慧的回应方式，减少"苦"。

2. 核心练习介绍及常见问题
正式练习：各种练习组合为 45 分钟或以上

- 正念静坐（10~20 分钟）
- 身体扫描（失眠的朋友在睡前和夜醒后做）
- 正念八段锦 1~2 段或正念伸展
- 暂停 STOP | 正念回应躯体 / 情绪不适和灾难化思维：在不舒服时，

学习应用"暂停STOP"回应躯体/情绪不适和灾难化思维。每日三次,第一次跟随音频练习,后2次脱离音频练习

- 活在当下:愉悦事件记录表

非正式练习:把正念应用在生活中

- 正念饮食:在吃第一口饭时注意食物的颜色、味道、形状以及在口腔内的感觉
- 正念行走:注意脚底的感觉。可慢速或普通步速,在上班途中或散步时进行
- 正念运动(室外):快走/慢跑15分钟或以上(注意脚底、腿部的感觉)
- 尝试对周围环境中的人和物保持觉察和正念的态度

(1)正念静坐练习及常见问题

正念静坐是EMBIA中的一个基础练习,通过呼吸来帮助我们集中注意力、缓解身心压力、提高自我意识等。这个练习一次又一次给予我们回到当下的机会,在此刻重新开始,与当下这一次呼吸同在。下面是一些关于正念静坐的大致步骤、注意事项和我们观察到的常见问题。

核心练习步骤

1)找一个安静的地方。在开始任何冥想练习之前,首先要找一个安静的地方,远离干扰和噪声,让自己可以专注于呼吸练习。

2)选择一种舒适的坐姿。你可以选择盘腿坐或在椅子上坐直,但无论选择哪一种坐姿,它都应该使你感到舒适,让身体放松。

3）关注呼吸的感觉或者使用数息法。

- 关注呼吸的感觉：留意呼吸是如何在身体上呈现的，也许是鼻端气流的一进一出，也许是胸部的一起一落，也许是腹部的膨胀收缩，感受呼吸带给身体的感觉。不需要试图控制呼吸的速度或深度，只需要观察。
- 使用数息法：每一轮吸气呼气，数一下。例如，吸气呼气，数"一"；在下一次吸气呼气时，数"二"，以此类推。从一数到十，如果思维被干扰了，回到"一"重新开始数。

4）持续地关注呼吸的过程，包括气流进入和离开身体的感觉，也可以注意到空气在鼻孔、喉咙和肺部的感觉。每当思维开始漂移时，留意到漂移的现象就好，不用自责，再次回到呼吸上来。

正念呼吸是一种长期的练习，可以每天进行多次。建议每次练习10~15分钟，随着时间的推移逐渐增加时间。

注意事项

- **关于坐姿：**头颈背部保持垂直，以庄严的姿势，反映我们正在培养的内在自主、接纳自己、保持耐心和觉察的态度。在刚开始练习时，不建议挑战高难度坐姿，以自己舒适稳定为主，让这种坐姿可以支持你做完整个练习。
- **关于工具：**你在练习时可坐在椅子上或地面上，如果用椅子，选择直背的椅子，让双脚平放在地上。如果可以，不要靠着椅背，让背部自然垂直。如果你选择坐在地上，选用坚挺厚实的坐垫，让臀部离地 8~16cm。无论坐在椅子或坐垫上，试着让臀部比膝盖稍高。

觉心正念·心安即是归处

- **关于走神：** 不要担心走神，走神是大脑的正常功能，当我们意识到自己走神时，这也是一种觉察，随着一天天的练习，我们能更快地觉察到走神，并能更快地再次回到呼吸上。

要如何回应走神？我们提供一个回应正念走神的步骤：

1）承认这一切已经发生——不需要为此责备自己。

2）暂停一下，觉知此刻注意力在哪里。

3）放下走神的内容。

4）温柔、宽容地将注意力带回到呼吸上来。

常见问题

问：在练习"正念静坐"时，坐不住想动怎么办？

答：可以留意一下想动的冲动，与这份冲动待一会儿。如果超过了耐受的边界，实在想动，可以稍微移动一下，并且在动的过程中保持觉知，带着觉知移动。如果暂时坐不久，也不用着急，在这个过程中，记得给自己一份耐心，允许并信任自己的身心，按照自己的节奏前进，这也是正念的态度：接纳、信任与耐心。

问：在练习"正念静坐"时憋得慌怎么办？

答：这种情况可能是由于控制呼吸造成的，不用担心，这种情况很常见，尝试容许呼吸按照自然的节奏进行，不需要刻意地深呼吸。

问：在练习"正念静坐"时发现总是紧咬牙关怎么回事？

答：咬紧牙关，可能是压力和紧张造成的。觉知到紧咬牙关后，可以照顾好自己，自我调整一下，松开一点就好。

（2）身体扫描练习及常见问题

身体扫描（Body scan）是正念减压课程（MBSR）中的一个非常

经典而强大的练习，也是 EMBIA 中的一个基础练习。通过专注感受身体各部位的感觉，培养自我意识和关注内在体验的能力。这项练习可以帮助学员放松身心，减轻压力、焦虑和情绪困扰等问题。

核心练习步骤

1）找一个安静的地方。找一个安静、无干扰的地方，可以躺下或坐着，保持舒适的姿势。

2）关注呼吸。留意呼吸是如何在身体上呈现的，也许是鼻端气流的一进一出，也许是胸部的一起一落，也许是腹部的膨胀收缩，感受呼吸带给身体的感觉。不需要试图控制呼吸的速度或深度，只需要观察。

3）开始扫描。从脚部开始，逐个扫描身体的各个部位，向上直到头部。在每个部位停留片刻，专注地感受那个部位的感觉和感受，不评价或分析，只是感觉每个部位的感受，比如疼痛、酸胀、僵硬、松弛等。也不要去改变或者消除这些感觉，只是单纯地感受它们的存在。

4）如果你的注意力游移了，不要惊慌，轻轻地让注意力回到呼吸和身体感觉上。

注意事项

- **关于不舒服的体验：** 有些朋友在刚开始练习的时候，难以感受到身体的某些部位，而有些朋友会半路睡着。还有一些存在慢性疼痛的朋友，可能一开始会被疼痛所淹没，而无法专注。这些都是正常的。我们习惯于不停地问为什么，想去解决问题。着急去找原因，去想办法处理，而背后隐藏着的，其实是对现状的一丝对抗。越对抗不舒服，它们则越活跃。你可以把身体扫描的过程，当成一个身心实验。尝试在短短的 20 分钟内，用开放的心态，只

觉心正念·心安即是归处

是觉察到，但尝试先不解决它们，给它们一点空间，只是承认它们的存在。

- **关于练习次数：** 我们建议你反复去进行这个练习。当你习惯于去不加控制地与身体共处，这种尊重的、顺其自然的、友善的态度也会延伸到你生活中的任何事情上。

常见问题

问：在做"身体扫描"练习时，时醒时睡，迷迷糊糊正常吗？

答：随着练习的进行，当大脑变得非常平静和放松的时候，会自然地进入睡眠状态。如果你本身就有睡眠障碍，那你不妨允许自己，通过这个练习自然地入睡。

如果你没有睡眠问题，那可能是你平时太累了，这时不妨听从身体传递的信号，让自己好好休息一下。另外，你可以观察下自己的练习时间，比如在工作完一天后的晚上做练习，更容易睡着，而清晨起来做更容易保持清醒。吃太饱了去练习，也容易犯困。

问：在做"身体扫描"练习时，肌肉会不自觉地抽动，是怎么回事？

答：在长期焦虑状态下，肌肉紧张，会有抽动的现象，在做"身体扫描"练习的时候，你对身体的觉察能力提高，会感受到肌肉抽动，随着练习逐渐放松下来，这种感觉会慢慢消失。当身体抽动时非评判，用接纳、耐心陪伴它。

（3）正念八段锦练习及常见问题

传统的八段锦可以帮助人们改善身体，增强体质，舒缓心情，缓解压力和焦虑，促进血液循环，增强身体的免疫力和自愈能力。同时，八段锦可以提高身体的柔韧性和平衡性。而正念八段锦，则是在八段锦的基础上，增加了一个正念觉知，带着觉察，非评判地观察身体在伸展过程中的感觉。有学员反馈自己之前学习过传统八段锦，但在学习正念八段锦后，发现自己之前把八段锦练成了健身操。

注意事项

在练习过程中，不要用力过度，避免引发肌肉拉伤等情况。特别是对于有疾病或者身体不适的人来说，应该根据自身情况适当调整每个动作的幅度和次数。在进行一系列轻柔的伸展动作时，要尽量有意识地去体验身体的感知和情绪、感受，尊重并探索自己每一刻的身体极限，照顾好自己。

常见问题

问："正念八段锦"时身体会抖怎么办？

练习时请尊重自己的感受和极限，学习在练习中照顾好自己。不强求、不强迫，在过程中保持时刻的觉知，耐心地探索自己的极限。

（4）"暂停STOP"练习及常见问题

核心练习步骤

"暂停STOP"练习是一种简单而有效的正念练习，可以帮助人们在面对负面情绪或压力时，通过暂停、觉察，以及选择，正念回应这些强烈的身体感受，帮助人们及时地稳住自己，避免身体不适带来的灾难性思维或是陷入担忧的情绪中。

具体包含四步：

S——停顿（stop）：暂停，有意识地暂停主动思考。

T——体验（take a breath）：停下来之后，把注意力集中到呼吸较清晰的身体部位上来，做几轮正念呼吸。

O——观察（observe）： 非评判地观察，在感受呼吸的同时，非评判地观察想法、情绪和身体局部明显的感觉（时间可长可短）。

P——选择（proceed）： 将注意力扩展到全身感觉，并选择照顾好自己的行动。

注意事项

- **不是消除不舒服：** 这个练习不是为了让不舒服消失，而是让你更有觉知地体验，并用正念的方法回应当前的状态。因此，不要刻意去改变自己的呼吸、感觉、情绪等，只是单纯地观察和感知。

- **对练习保持耐心：** 正念练习需要时间和耐心，因此不要期望立即取得成效。效果会在日复一日的练习中自然地呈现。

常见问题

问：在第一步"停顿"环节，我应该停顿多久？

答：没有时间的要求，比如你正在做事，那就暂停手中的事；再比如你正在思绪纷飞，就先放下正在思考的内容，感受呼吸在身体上的呈现，比如鼻端气流的一进一出，或是胸部的一起一落，或是腹部的膨胀收缩，感受呼吸带给身体的感觉。

（5）愉悦事件记录表练习及常见问题

大脑具有负性偏向，习惯性地更多关注负向的一面，而较少关注正向的一面。每日的"愉悦事件记录表"，可以帮助我们培育一颗自主喜悦的心，让失衡的天平平衡一些，虽然生活中仍会有很多的"不愉悦"，但是我们也看到了"愉悦"。这个任务邀请你留意一天中发生的点滴愉悦事件，并有意识地记录下来。

愉悦事件记录表

体验到的事件	事件发生时，我觉察到了愉悦的感觉吗？	当时身体的感受如何？	当时情绪和心情如何？	当时脑海里出现了什么想法？	在你记录下这些时，有什么想法出现？
举例：正念吃葡萄干	是的	饱腹感，胸口暖暖的	愉悦	真好；哇，它是这样的	谢谢葡萄干给我带来的滋养
第一天					
第二天					
第三天					
第四天					
第五天					
第六天					
第七天					

常见问题

问：如何选择愉悦事件？

答：如果你心中认定的"愉悦事件"是丈夫照顾我的情绪、孩子听话、老板认同我，那么，你大概率会失望了。虽然它们的发生会让你愉悦，但这些事情的掌控权，往往不在你的手里。这里说的"愉悦事件"，更强调的是不依赖于外人、不是外在的某种东西所成就的。比如，你在下班路上抬头发现的一抹晚霞，听到一首悠扬的歌曲，感受到刚入春变暖、变柔和的风等。

（6）正念饮食练习及常见问题

正念饮食是一种调动所有感官去感受眼前所吃的每一口食物的方法，不分心、不批判地观察自己在当下进食所带来的经验。比如说，当我们吃一个橘子时，不仅要感受它的味道、气味、颜色和质地，还应该注意到自己对它的感受和反应，例如，口感酸甜、果肉柔软、香甜气味等。

当我们投身于每一口的体验的时候，这个过程可以缓解压力、焦虑等负面情绪，使我们更加放松和愉悦。

核心练习步骤

1）留意食物：当我们吃饭时，把注意力放在我们正在吃的食物上。我们可以留意食物的味道、气味、颜色和质地。可以尝试慢慢地咀嚼每一口食物，以更好地感受它的味道和口感。

2）留意饮食中的身体反应：可以留意我们的饥饿感和饱腹感，以及我们的身体如何对不同的食物做出反应。还可以留意在此过程中，是否产生了什么想法和情绪或是冲动，比如喜欢，不喜欢，开心，郁闷，或是想要多吃一点的冲动等。

注意事项

- **不需要限制自己的饮食：** 正念饮食不是要限制我们对食物的选择或让我们感到内疚。而是在饮食中增加觉知，感知我们在饮食过程中的感受、想法、情绪等。对吃的行为，保持觉知，在觉知的基础上，再智慧地行动。

- **不需要过度分析：** 正念饮食不是要让我们过度分析我们的饮食。而是体验和感受饮食的过程。

常见问题

问：如何应对饥饿和食欲？

答：在进行正念饮食时，有时候我们会感到肚子饿或者想吃某些食物。这时可以尝试通过观察自己的身体感受来缓解这种情况。例如，如果你感到肚子饿了，可以细心地聆听自己的身体，观察自己的呼吸、口干舌燥等反应。这样做可以让你更加清晰地认识到自己的饥饿感，并且在食物摄入之前给自己一些时间，仔细考虑自己是否真的需要吃东西。如果你确实感到饥饿，那么可以选择一些健康的食物，例如水果、蔬菜或者坚果。

问：如何应对外部干扰?

答：在日常生活中，我们经常会被周围的环境和人的影响所干扰，这对于正念饮食也是同样的情况。在这种情况下，你可以尝试将注意力集中到正在吃的感觉上来，比如口腔的味觉、食物与嘴唇接触的触感等，这样可以帮助你更加专注于正念饮食。如果你发现自己被干扰了，不要自责或者感到沮丧，再次回到身体感觉等内在体验上即可。

（7）正念行走练习及常见问题

核心练习步骤

1）选择一个安静、广阔和不受干扰的区域进行行走。

2）站立几秒钟，关注呼吸，准备行走。

3）开始行走。把重点放在每个步骤上，留意身体的感觉，注意每一次移动。将脚掌放在地面上时，全神贯注地感受地面的压力。步子可以适当放慢。

4）如果你的心智在漫游，把注意力再次放到脚底的感觉上。

5）结束，在那里简单地站几秒钟，再次感受呼吸和身体的感觉。

注意事项

感知行走的运动。行走时，感知身体的移动及其伴随的感觉，包括步伐的起伏、脚掌的触地感、胳膊的摆动等，这样可以让自己更加专注于当下的状态，并保持正念。

常见问题

问：在室外"正念行走"时有要摔倒的感觉怎么办？

答：练习主要培养专注力，以及放下思维，切换到感知的能力。觉察行走中脚与地面接触的感觉、脚的感觉、专注于身体的感觉，停止胡思乱想。行走时放下目标，感觉当下一步步行走的感觉。如果是在室外行走，有要摔倒的感觉，一种可能是紧张造成的，一种可能是行走速度过慢而不平衡。可以适当快一点走。

问："正念行走"的时候一定要闭着眼吗？

答：为了安全起见，练习时推荐睁着眼进行。如果你想更好地感知脚底的感觉，也可以在环境安全的地方，阶段性闭着眼慢慢行走。在熟练了以后可以睁开眼睛以正常的步速行走，行走的时候留意脚底的感觉就可以了。

问：对"正念行走"的练习时间有没有要求？

答：只要你正在走路，就是练习"正念行走"最好的时间！

3. 过往学员反馈

 抹
提交于 2022-12-17 08:49:54

【正念书写】记录今天【正念练习】过程中的发现和感受。

1.【正念静坐】、【身体扫描】
「练习过程中的明显感受和对不舒服感受的回应方式」：（写在这儿）在正念静坐的过程中对于情诸不舒服及身体不舒服的感觉我不排斥，不抗拒与其和平相处，情绪不舒服消失的快一点，身体的不舒服消失的慢一点，和张博士在视频中说的差不多

2.【暂停】
「练习过程中的感受」：（写在这儿）我这几天在做暂停练习，自从练了正念全身扫描，正念呼吸，以及正念行走以后，这几天情绪比较稳定，也没有特别让人恐惧以及愤怒的事情，只是左侧胸口比较闷胀，好像堵了一样，这时候我就练习暂停，觉察呼吸的同时觉察左侧胸口闷胀的地方，不抗拒不排斥，慢慢的胸口闷的感觉就好一点

3.【正念态度】
「学习正念态度：无为和信任的感受」：（写在这儿）我完全信任自己，不排斥，不抗拒，通过张博士前面的课程，我知道已经发的情绪或身体不舒服感觉，排斥，抗拒只会适得其反，只有顺应其发展过程，没有其他办法

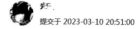
提交于 2023-03-10 20:51:00

好了不是短暂的忘记，而是知道她们还在，哪怕心里还是不舒服，但是你深切的知道你不怕了。我见到的康复的学员无不是通过练习把态度进行内化，从而渗透到日常的生活和工作中，所以只要好好练习，好好觉察，一切都能好起来，现在自己最大的问题还是想把难嚼的事一口气做完，强自己所不能，一旦经受变动便会产生连锁的灾难化联想，个性观念的转变要从耐心、接纳、不争、非评价的态度中慢慢培养，坚持练习，这种变化会渐渐产生的。

提交于 2023-03-11 12:40:29

特训营中的正念音频指导练习，stop练习，10分钟正念呼吸练习，它让我们停止自动化思维，在关注呼吸的同时去觉察令你不舒服的想法或者情绪，不排斥，在心里默念，这是想法，我是安全的。这几天每天接近两个小时的练习，终于在今天早上顿悟了，我做到了真正的接纳，好的不担心它会消失，不好的不抗拒，甚至于主动去想以前那些令我害怕的想法或者念头，我现在一点也不害怕了。接下来我仍然每天坚持足量的正念练习，我相信我会有越来越多越美好的收获。

提交于 2023-02-26 21:07:32

相比较一开始，确实有了一些变化，虽然后面又有反复，对好的变化也不要去贪恋。发现效果有反复时，检查了自己的正念态度，其实是态度出现了问题。带着目的去追求之前出现过的"好的"感受，这里还有评价在里面，就是认为当前是不好的，不想要这种感觉感受情绪等。正念态度的内化还需要持续不断的练习。另一个感受，stop练习中，在呼吸的陪伴下去觉知感受，想法，情绪，就容易处于 中性 的状态之中。还需要多练习去体会和掌握。

提交于 2023-03-11 18:19:00

早晨感觉情绪不太好，用正念行走还是没有完全平静，出门转转吧，骑上车，意识到不能自动导航，要正念骑车，将注意力关注在路过的风景，每一处都充满好奇，好像第一次看到一样，很快就忘掉了情绪，心情就被我拉回到当下，忘掉我对症状及情绪的关注，关注本身就是一种对抗，越不接纳它就越强大。

5.1.3　第二模块：觉察自己的思维模式（观点与压力）

1. 第二模块总体介绍

本阶段会继续觉察自己的压力反应模式，探索对压力事件的反应。你的习惯行为模式，想法和情绪，也包括在进行冥想练习时出现的模式。在一定程度上，决定压力在你身体和大脑中产生影响的不是压力本身，而是你看待和处理压力的方式。

每个人都有特定的看待问题的模式，不同的人对同一个问题有不同的反应。这提醒我们要意识到自己在遭遇困难和挑战时行为、认知

觉心正念·心安即是归处

和情感的惯性反应，在一定程度上，决定压力在你身体和大脑中产生影响的不是压力本身，而是你看待和处理压力的认知模式。

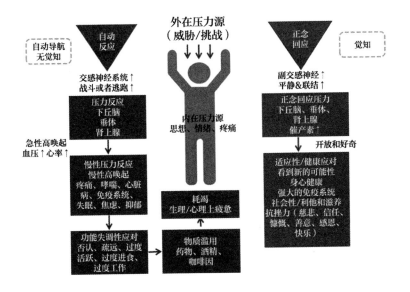

患有焦虑障碍的学员往往表现出绝对化解读信息，注意力范围缩窄，把生活中的现象想到最坏的可能的情况，这其中包括对症状的反应。很多人本能地认为症状可怕，其实这种抗拒心态反而加重了症状。

通过这个模块的训练，我们会及时辨别出自己的惯性反应。在EMBIA 中，我们借鉴了正念减压课程（MBSR）和正念认知疗法（MBCT）都使用的心理学方法——"九点连线"，帮助学员识别并跳出自己的惯性思维，发现其他可能性。下面我们会依次介绍一下这个模块配套的相关练习。

另外，在这个模块中，我们需要有意识地培养正念地回应压力。正如我们在课堂上练习的一样，一刻接着一刻，安住于身体、呼吸和觉察中。在感受到压力、紧张的身体感觉出现时，你可以试着把觉察带到正咬紧的牙关、正皱起的眉头、正紧绷的肩膀、僵硬的躯干、急促跳动的心脏、感到不舒服的胃部，带到任何你当下有感觉的身体部位。你可以选择把注意力局限在一个小范围内，或者在整个身体的范围内感知局部不适，也可以转移到呼吸的感觉上来。对于情绪，你可以尝试觉察身体里正升起的恐惧、愤怒或者受伤的情绪。能够找到情绪在身体的某个部位的呈现，这会非常有用。在这个时候，你可以告诉自己，"我正在承受压力"，或者"这是不愉悦的情绪"。多做练习，你才可以在压力反应出现时立即察觉到它们。

2. 核心练习介绍及常见问题
正式练习：各种练习组合为 45 分钟或以上

- 无拣择觉察（30~45 分钟）/ 身体扫描（时间不充足时隔天交替）
- 正念八段锦或正念伸展（每日一次或以上）
- 正念回应灾难化思维：在有思维反刍时，学习脱离音频应用"迎接思维和情绪"技术应对思维反刍和伴随的情绪
- 认知惯性觉察记录表（"九点连线"实际应用）（每日一次）

非正式练习：把正念应用在生活中

- 正念饮食 / 洗脸 / 刷牙 / 观察周围：本周任选一个活动
- 正念行走：注意脚底的感觉，可慢速或普通步速，在上班途中或散步时进行
- 正念运动（室外）：快走 / 慢跑 15 分钟或以上（注意脚底、腿部的感觉）
- 正念沟通：在日常生活中尝试正念沟通

（1）无拣择觉察练习及常见问题

无拣择觉察是指我们在正念练习中，会通过关注呼吸、身体、声音、想法和情绪，慢慢地开放觉知，最后不去寻找特定目标，什么进入了我们的觉知，就留意到什么。30 分钟对新手而言是比较有挑战性的，随着静坐时间延长，腰部、脖颈、双腿会出现不舒服的感觉。在这样的时期，利用身体感觉培养觉察力，觉察到自己固有的"想驱赶、恼怒、厌恶"这种身体感觉的心态、相关想法和情绪。留意每一刻最明显的感觉，有意、温柔、善意地专注、留心是什么部位在影响我们的注意力及其强度、范围。

培养允许、陪伴身体异常感觉的能力，这是在面对压力时身心稳定下来的第一步。

除此之外，我们需要培养面对困难时的态度。开始友善地趋近不舒服的体验，并带着非评判、接纳、允许、顺其自然的态度，不尝试去改变现状，让现状存在，而不是希望创造不同的境况。培养"愿意经历"的心态，静下心来觉察已经存在的事实。有任何强烈的感觉拉扯我们的注意力时，无论它看起来多么强而有力，都这样对待它。跟着强烈的感觉一起呼吸，也留意放松身体其余部位的紧张。

呼吸是最好入手的动作。如果你可以将注意力带到呼吸上，哪怕只是短短的一刻，也能帮助你准备好如何应对此刻和下一刻。呼吸本身可以让我们平静，尤其当我们留心它在身体上的感觉时。它就像我们的老朋友，帮助我们稳定下来，像大桥的桥桩，深入河床，任河水汹涌。我们时时刻刻都可以呼吸，无处不带着它，非常方便。呼吸帮助我们与平静及觉察联结在一起，觉察身体的感觉。

核心练习步骤

1）开始时，花一两分钟来稳定身体和呼吸。闭上眼睛或者保持微睁都可以，把注意力集中在呼吸上，感受呼吸在身体上的呈现，比如空气从鼻子进入、呼出；在胸部一起一伏，在腹部膨胀收缩等。

2）接下来，将注意力转移到身体的整体感觉上。如有疼痛、刺痛、紧张等不舒服的感觉，都不回避，让自己如实地感知它们，伴随着呼吸，用正念的态度和它们在一起。

3）接下来，将注意力放在声音上，接着留意想法和情绪。

4）注意到当思维漂移时，不要评判或者反抗它们，只是单纯地留意到走神的现象，然后重新将注意力集中在身体上。

注意事项

- **坚持练习**："无拣择觉察"需要持续练习才能取得成效。
- **不要过度努力**：在练习期间，不需要试图控制自己的思绪，因为这样做会导致出现疲惫和失落感。相反，如果思绪出现了，留意到思绪的内容，可以把它当成大脑神经的放电现象，或是心理的天空中来来去去的云朵。不参与其中，留意到它后，就再次回到身体的感觉上来。
- **面对不舒服的感觉**：当你遇到不舒服的感觉时，不要逃避它们，而是直接面对它们，留意这些不舒服部位的强度、范围、特点等。一边呼吸，一边留意这些部位的感觉。当用友善、包容、耐心、接纳的态度与这些不舒服的感觉相处的时候，留意它们的强度是否有什么变化。

常见问题

问："无拣择觉察"中我的身体很痛，不过我还是那样坚持忍耐着，直到结束，对吗？

答：练习的本意并不是像耐力或个性测验一样，让你无限制地忍受身体疼痛！在你感受到一点点不适的时候，最好不要马上改变姿势（那样会强化你的自动化逃避习惯），可以留意一下那个当下想移动的冲动，再选择移动或者不移动。如果移动，也请对移动的过程保持觉察。

问：在进行"无拣择觉察"练习引导观察想法的时候，没有想法怎么办？

答：观察到没有想法就可以了，把注意力集中在呼吸最明显的部位，比如鼻端、腹部等。

问：练习时，身体疼痛来临，我常常陷入这些感觉中，怎么办？

答：你这时可以尝试改变姿势，让自己舒服一点，也可以把疼痛当成一次"正念回应"练习的好机会，将注意力聚焦于这些感觉疼痛的部位。如果你选择后者，那么带着友善的注意力去探索这些感觉的细节：这些感觉带来了什么样的体会？它们具体在哪一个部位？它们是否会随着时间而变化，或者是否会从身体某个部位转换到另一个部位？看看自己是否可以只是去感受它们，而不是思考它们。注意力所到之处送上一份关怀：我看到你了，辛苦你了，我和你在一起。让疼痛随着呼气释放掉。

问：我想控制走神，但还是走神，怎么办？

答：我们觉得自己应该做一些事情来控制或者消除脑海中的想法，这是非常自然的，请记住，练习的目的并不是将想法推开或者清除。越想消除或控制想法，只会给予它们更多的能量，它们会更加强烈地反弹回来。我们只需要承认"这是思考"，然后，放下想法，重新聚焦于呼吸最明显的身体部位，去感受呼吸在那个部位的感觉。

（2）九点连线练习及常见问题

每个人都有特定的看待问题的模式，就像本节的"九点连线"练习一样，不同的人对这个任务有不同的反应。需要认识到自己在遭遇困难和挑战时行为、认知和情感的模式，开始认识到引起挫败的反应模式，以及过去的经历是如何影响现在的给自己贴标签的想法（我肯定做不出来）、信念（我不能做不出来）和认同感的。

核心练习步骤

"九点连线"的任务：要求使用四条直线，笔不离纸将图中所有的 9 个点一笔连起来，并邀请学员在做的过程中觉察有什么样的想法、情绪和身体感觉。

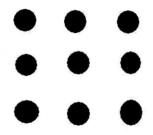

在这个过程中，有的学员反馈智商不够，着急，做不出来感到丢人；有的学员反馈挫败感，急躁；有的学员反馈无所谓。看到大家不同的反馈，老师会进一步向大家发问：有没有发现，对于同一个压力源，不同的人有不同的反应，并引申道，看待问题的角度和方式影响我们感受到的压力的大小，而想法又带来了相应的情绪和身体感受。

另外，通过看似正方形的九个点，老师会反问大家，在刚做题的时候，是不是更多地在九个框内去寻找答案。由此带领大家认识到，很多时候我们想问题是在认知框架内，明白我们每个人都是在一个框架下进行思考的，而这种认知框架会极大地影响压力的产生并影响我们的健康；我们的过去是如何影响我们当下对自己和对外界刺激的判断的。

在这个练习中，学员会觉察到自己在面对问题时，是否存在一些容易产生压力的认知模式：退缩、自责、过度自信、焦虑、放弃，也觉察到给自己贴的一些标签对自己的伤害：自己智商不够等。老师会追问，这个标签来自哪里？这个标签是真实的吗？其他人都是这样评价你的吗？想法是事实吗？引导大家认识到，自己的想法不一定是事实，并且很多的压力来自对于未来的猜测。而当下是安全的，正念就是让我们回到这个安全的当下。

认知惯性觉察记录表

事件	你的情绪	你的身体感受	你的想法/判断	认知惯性模式
举例：在头脑中调出爱人的形象	有一些抗拒和愤怒	燥热，紧绷	他/她很自私，不关心我的死活	绝对化；选择性注意
举例：在静坐过程中，发现身体不舒服	担忧、害怕	腿有点麻酸	腿要断了	夸大；灾难性想法
第一天：对爱人的认知惯性				
第二天：对同事等人的认知惯性				
第三天：对子女的认知惯性				
第四天：对失眠等不舒服的事件的认知惯性				
第五天：对身体不适的认知惯性				
第六天：对父母、兄弟姐妹的认知惯性				
第七天：对工作/人际相处中的认知惯性				

表格解读

在此练习前，你可以选择做一个正念静坐练习，或是简短的呼吸练习，或是深呼吸几次，来让自己处于相对平静的状态中。接着，闭上眼睛，在头脑中想象出某位家人、同事、朋友或子女的形象，感受自己的情绪、身体感觉和想法。留意这些内在体验反映了自己的什么习惯。

★ 这里的**"你的情绪"**是指，你一想到某事、某人，随之而来被激起的你的情绪。比如愤怒、悲伤、厌恶、羞愧、担忧、压抑、愉快、欣慰、舒坦等。

★ 这里的**"你的身体感受"**是指，你一想到某事、某人，伴随着情绪，对应的身体也会出现相应的感受。比如胸口堵、嗓子干、头皮麻、胃不舒服等。

★ 这里的**"你的想法／判断"**是指，你一想到某事、某人，随之而来头脑里闪过的念头、思绪、想法，或是一些画面。

★ 这里的**"认知惯性模式"**是指，一个长期经验的总结，也就是你的认知定势，是你习惯性看待外在人和事物的方式。

常见的几种有所偏颇的认知模式

● **绝对化：**看人对事非黑即白，容易绝对化，以偏概全，爱走极端。

● **凡事归因自己：**总是把一些偶然的、过失的不足，归因于自己能力的问题。

● **选择性注意：**总是过度关注消极的一面，忽视正向的一面。

● **过度概括：**一朝被蛇咬，十年怕井绳。认为一件事只要发生了一次，这种事就会不断出现。例如认为失恋一次，一辈子都情感不顺。

- **灾难化思维：** 对事情的程度进行过度夸大；例如认为突发的心跳快，就是得了心脏病，等等。

这一栏，如果你不知道如何下手，可以参考上面的几种常见的有所偏颇的认知模式，当罗列得足够多时，你会慢慢地看到自己对待外在的人和事物存在的思维惯性。

（3）正念沟通练习及常见问题

正念沟通是指，对沟通的整个过程保持觉知，包括对方说的话，你的身体感受、情绪状态、对某件事的惯性反应等。尝试在"暂停"的空间中，先照顾好自己，再表达，不至于因为惯性反应而出口伤人。"正念沟通"是一种通过正念来改善人际关系和沟通技巧的方法。它可以帮助我们更好地理解自己和他人，更好地表达自己的想法和情感，并更好地处理冲突和困难，减少不必要的矛盾和争吵。

核心练习步骤

1）意识到自己的感受：在沟通之前，我们应该先意识到自己的感受。我们可以问自己：我现在感觉如何？我有什么需要？

2）关注他人的感受：在沟通时，我们应该关注他人的感受和需要。我们可以问他人：你现在感觉如何？你有什么需要？

3）表达自己的想法和情感：在沟通时，我们应该尽可能地表达自己的想法和情感。我们可以使用"我"这个语词来表达自己的想法和情感。

4）倾听他人的想法和情感表达：在沟通时，我们应该尽可能地倾听他人的想法和情感表达。我们可以使用积极的语言和非语言信号来表达我们的关注和理解。

5）寻求共同点：在沟通中，我们应该尽可能地寻求共同点。我们可以尝试找到双方都能接受的解决方案，以达到共赢的局面。

正念沟通的原则

1）"暂停"并回到当下：在回应他人之前，停止片刻，意识到自己当前的感知和感受，从而避免自动反应和惯常的冲动情绪。如果留意到身体或情绪处于紧张不适的状态，对它保持一种友好和接纳的态度。

2）保持开放：在互动中，不仅留意自己的身心状态，也留意对方的身心状态。

3）如实观察：不要被个人偏见所蒙蔽，不依附任何既有的看法或目的，只是专注于当下观察的现象。

4）认真倾听：倾心聆听自己的内心并关注对方的感受，虚心接受和理解对方。保持相互尊重和互不伤害的态度，在对话中保持定力，留意对方的微妙反应和情感变化。

5）真实表达：表达真实想法时，识别内心深处真正想要表达的内容，让真挚的心来引导言语表达。

常见问题

问：我如何表达自己的情感和需要？

答：可以使用"我"这个语词来表达自己的感受和需要。例如，"我感到不舒服，我需要一些时间来冷静一下"。

问：遇到意见不一致时，如何"正念沟通"？

答：首先，需要选择合适的沟通时机，沟通前确保双方的身心状态属于适合沟通的状态。比如对方情绪烦躁或没有时间时，都不是一个好的时机。

其次，在沟通中带入觉察，先照顾好自己，保证自己的身心状态

觉心正念·心安即是归处

是稳定的。因为如果你的身心失衡，在非觉知的状态下，失衡后的表情、语气、语调和内容，都会给沟通造成阻碍。

最后，在沟通中秉承上面提到的"正念沟通"的几个原则。

3. 过往学员反馈

提交于 2023-02-22 17:09:49　仅管理员可见

今天做九点连线练习，多次连线都超过4条线，内心开始着急，想放弃。后连接成功，感受：
1、什么事情只要坚持，总会有办法，即使找不到最优解，也能找到次优解。一切都能应付，无事不可处理。
2、人生有时要跳出原有的思维定势，跳出来了，就会发现生活别有洞天。

微光
提交于 2023-02-23 18:25:30

昨天做了九点练习的作业，刚开始有点小激动，中规中矩地连了几次没成功，心里有点小着急，我是强迫症做事要求完美，要是以往我会做不好决不罢休，情绪也会烦躁。觉察到心里的变化，我决定暂停，放下。心情平静后再去做，打破常规一次做成。

羊
提交于 2023-02-22 11:05:19

通过昨天晚上的课，跟着老师的引导，感觉比自己平时做身体扫描，正念呼吸要静心很多，没吃片片睡到早上，早上醒来又看了张博士第一节课视频，刚才作了九点连线的作业，作的过程中情绪不断在变化，开始有些紧张，担心作业，进入状态后平稳一些，开始连线，按照将9个点封闭模式反复多次的连怎么也连不上，后来开始研究题目，不理解题目，用四条线连9个点，还不能拾笔，那不就是划一条线吗，有些烦躁，心跳有些加快，查了百度，找到答案，豁然开朗，很有感触。人固有思维模式需要改变，通过这个题目需要更透彻理解，期待今后的课。

交于 精选
提交于 2023-03-09 10:01:46

昨天九点连线，最初老是在九点的方框内打转，待我第十八张图时无意间把连线拉长了，我恍然大悟，九点连线不能局限于九点的方框内，我真的成功了。我们人也一样，特别是我总是用贯坑思维去看问题，结果是越想越深而不能自拔，形成了失眼焦虑抑郁。真如阿弥说的那样，要把自己看作大自然中的一粒尘埃，行就行不行就不行也不要纠结，只要努力了就顺其自然，我们才能不痛苦过得开心

溜
提交于 2023-04-01 12:18:34

昨天心情很好，做完了作业。煮了酸菜鱼请几个好妹妹来家里分享，下午一起打麻将很开心。晚上听了张博士的课，张博士告诉我正念呼吸如果走神太厉害，可以边数呼吸边做，所有练习都要做不依偏好选择性的做。
通过九点连线，让我明白：
1.以后思考问题，要拓展自己的思维，不能局限在自己的思维里面打转转，要跳出自己的思维出来解决问题。
2.我知道不是考试，所以我总会不着急，在努力的思考，但是没有焦虑，从这个件事情我从可以看到我做事目的性比较强，没有觉得自己笨这值得表扬，目前的状态应该不错，相信自己很快会走出来，收获生活中小幸福。

飞风~
提交于 2023-04-05 22:39:35

意识到家庭成员之间不良的惯性沟通方式，抱着接纳允许开放不对抗的态度，今天出行比较顺畅，少了排斥计较抱怨，多了相互宽容顺其自然，家庭氛围向融洽发展，享受姹紫嫣红的春天，享受家人在一起的温暖，学会正念沟通方式处理家庭关系是通往家庭幸福的桥梁。

5.1.4 第三模块: 跳出灾难化思维

1. 第三模块总体介绍

这个模块会带大家认识这样一个道理: 想法其实不一定等于事实。心理学中的正念认知 ABC 模型向我们展示了我们大脑加工的过程。

- A (Activating events) 代表事件或者外部刺激;
- B (Beliefs) 代表人们针对这个事件的内部思考、解释和信念;
- C (Consequences) 代表由 A 和 B 引起的情感和行为反应。

举个例子, 当你走在路上遇到一个朋友, 他没有和你打招呼时 (A), 你会开始思考这种情况是怎么回事。你可能会想: "他不喜欢我了吗? 他有什么事情要处理吗?" (B)。由于你认为这个朋友不喜欢你或者有什么事情需要处理, 你可能会感到沮丧或者生气 (C), 然后你可能会选择离开或者尝试直接通过其他方式联系这个朋友 (C)。

这个例子展示了大脑的运作方式: 外部事件 (A) 引起了个体的内部思考、解释和信念 (B), 从而导致了情感和行为反应 (C)。这一模型可以帮助我们更好地理解自己和他人的情绪和行为, 并帮助我们更有效地管理和调节自己的情绪和行为。

这个模块, 我们会通过每日的不愉悦事件记录表, 来帮助大家梳理我们在面对认知压力事件 (A), 会产生怎样的想法 (B)、身体感受、情绪反应 (C), 当你"暂停"一会儿, 再反过来看看, 那个发生的瞬间想法一定是事实吗? 还是有其他的可能性? 最后再采取智慧的行动。(具体见核心练习介绍)

2. 核心练习介绍
正式练习：各种练习组合为 45 分钟或以上

- 无拣择觉察或身体扫描（每日一次）
- 正念伸展或八段锦 1~6 段（每日一次）
- 不愉悦事件记录（每日一次）
- 正念回应（与当下的不适共处）：当灾难化思维来临时，你可以随时随地用正念去回应这些灾难性思维，帮助你及时地稳住自己，避免陷入灾难性思维创造的恐怖片中，或是陷入担忧的情绪中

非正式练习：正念在生活中的应用

- 正念有氧运动：快走 / 慢跑半小时，注意脚底、腿部的感觉
- 正念行走：注意力放在脚底。应用于日常行走
- 正念沟通：用心聆听和映照
- 正念饮食、观察周围环境、听声音等

不愉悦事件记录表

通常，我们对不愉悦事件会有一种自动化的反应倾向，希望它们消失或者远离，而这种想要对方消失或是远离（规避反应），本身就是一种对抗。我们越对抗，反应越活跃，又给不愉悦事件带来的不舒服火上浇油。第三模块开始，我们会邀请你每天留意一个不愉悦的压力事件，通过有意识地转向有挑战性的困难事件，去觉察自己的身心反应。通过体会不愉悦的压力事件的不同面向，我们把不舒服的体验分解成了不同的组成部分。看看自己是否能够意识到：（1）不舒服感受本身（身体，情绪，想法）；（2）回应不舒服的行动。

这个练习会邀请你在生活中每天观察一件不愉悦事件，并留意事

件发生的时候，你有何种想法、情绪、身体感觉。尝试在感受呼吸的同时，持续温和地观察并接纳情绪和身体感觉，观察并发现想法中的灾难化成分（可提醒自己想法不等于事实），随后智慧地行动（自我关怀、双赢/自利利他行为）。

不愉悦事件记录表

压力事件	当时，你的情绪如何？	你的身体感觉是什么？	你的想法是什么？这个想法后来被证明是事实吗？	你采取了什么行动？
例：苦苦等人来家里修理宽带，等一会儿还有网络会议要开	着急、焦虑、生气	皱眉、头疼、双肩很紧绷	想法：这个人太没有责任心了。事实：不一定是他没有责任心，他可能路上堵车了，或者家里有急事耽误了	留意到自己的情绪、身体感觉和想法后，决定先照顾好自己、做了几分钟的正念呼吸，慢慢平静下来。与同事沟通，稍后再参会。打电话给维修人员，商量处理办法
第一天				
第二天				
第三天				
第四天				
第五天				
第六天				
第七天				

把不舒服的体验，有意识地分解成不同的组成部分，可以帮助你更加清晰地看到"不舒服"是如何在身体、情绪、想法上呈现的，又是如何驱动你产生行动的。原来不清晰的混作一团的自动反应逐渐清晰，这会帮助您带着觉知去选择、行动、生活。

3. 过往学员反馈

提交于 2023-02-20 08:51:42

觉察出了在工作中压力事件导致焦虑的原因，一项工作本身是不好不坏的，用正念去做也没有问题，我有足够的能力做好，即便是有失误也是可以接受和理解的。但是一直以来大大小小工作事项让我产生了"有事即焦虑"的模式，认为是必然。这两天觉察到这也是一个自动化思维模式，事情来了首先出现躯体症状，想法会出现有时也不出现，会出现害怕的情绪，大脑就会当真，认为就应当害怕和焦虑，如果正念的去觉察身体的不适和想法情绪，这种自动化思维会逐步失去大脑的控制权，中间重要的是有足够的觉察，觉察到即可，不在继续思考不再干预，安住当下，觉察当下。

提交于 2023-02-23 21:17:56

今天早上练习了正念伸展和正念瑜伽，每天保证半小时，然后快走一小时，微微的出汗与酸爽感很是舒畅，中午没有午睡，做了身体扫描，晚上跟着老师做了练习。不愉悦事件：接了很多个合作伙伴的电话，感觉他整个透着急躁与焦虑，很简单的一件事，他已经在能力范围之内解决了，结果却不如他意，他很难接受，一瞬间就感觉到了他的焦虑与倔强，如果在平时或许会被他影响，可是这次我却是很短暂的不快，然后很平静，想起了在哪里看到的一句话，在我们能力范围内解决了的问题，就算结果不尽如人意，我们也要接受并顺其自然，然后告诉他，并让他不要自责，塞翁失马，焉知非福。凡事有其好的一面，不如意的一面也要接受，他听了也释然了。感觉自己这一段内心平静很多了，偶尔有急躁，也很快能觉察并恢复平静。

埋 疯~

提交于 2023-04-03 22:34:38

为排查睡眠呼吸暂停，昨晚带呼吸筛查监测仪睡觉，总担心睡着了塑料管会被踩掉，反复摆弄其位置，不小心还是把管子踩掉了，赶紧给安好，此时产生较严重的焦虑情绪，担心睡着了管子还会掉而监测失败，越想越睡不着，随后感觉心慌胸闷呼吸不畅，顿时更紧张害怕，之前从未有过这种躯体症状。这时很快觉察到自己的情绪想法和身体不适，做暂停息法的练习，重新调整好睡姿和手臂位置，关心呼吸允许不适存在，并在身体扫描的同时，逐渐感到放松平静，不经意时就睡着了。感谢正念让我敢于觉察，学会应对焦虑！第二天醒来心情非常好！还要多练习多感悟！

5.1.5 第四模块：打开心结

1. 第四模块总体介绍

这个模块开始处理创伤。它会让你刻意转向困难事件，并用仁慈的态度转向并且趋近过去的痛苦经历，"与困难共处"，从而学习放下与疗愈。这个练习的基本纲要，在于开始正念地觉察每一个当下的经验中，最明显的感受是什么。

有被过度惊吓、心身受过伤害经历的人，对这些经历的记忆会不断产生惊恐发作、恐惧症或者躯体不适。目前有学者认为这种反应也是创伤后应激障碍（PTSD）的一种。

这些经历包括女性与生育有关的大小手术，如宫外孕、流产；心脑血管、关节手术；车祸或者看到过惨烈的车祸画面；目睹过坠亡场景；目睹家人离世或者长期照料患病的家人且怀疑自己有类似危险。这些经历往往会在间隔一段时间后随着压力反应的积聚产生惊恐发作。密闭空间恐惧往往与在密闭空间中被惊吓过有关，有些人曾经在幼年时期掉入了东北地区较大的菜窖中。

"觉心正念"提供的在线正念疗愈焦虑课程（EMBIA）采用正念+系统脱敏疗法，依据创伤性事件的强度大小分为 1~10 分，先从 4 分左右的事情着手，在正念状态下回忆事情发生的过程中自己的身体感觉、情绪和想法。由此帮助学员学会自我疗愈过去的创伤性事件的记忆所附着的身体反应、不稳定的情绪。经过规律的自我创伤性记忆疗愈后，身体的发抖、发紧、发疼、发麻、走路无法走直线等现象会逐步消失。

我们推荐学员针对每个事件至少做三次自助式创伤性记忆疗愈。一些之前有强烈冲击力的事件的记忆可能需要增加次数。主观感受事件的强度大但做正念练习时身体或者情绪没有太大反应时，需要在天气不好时再次尝试，或者相关记忆被现实问题激发而出现时，继续做自助式创伤性记忆疗愈。

在此过程中，也有一些注意事项：

- 睡前不得做创伤性记忆处理。
- 不得在一天内处理不同的创伤性记忆。
- 过去的生活中没有发生过受惊吓事件的人，不需要做创伤性记忆处理。

2. 核心练习介绍

正式练习：各种练习组合为 45 分钟或以上

- 无拣择觉察 / 身体扫描（隔日一次）
- 正念伸展全套 / 八段锦 1~8 段（每日一次）
- 创伤处理 | 与困难共处：有惊恐发作史及有恐惧情绪的朋友，对于过去经历中的心理刺激事件，每日练习一次"与困难共处"，针对同一件心理刺激事件练习 3 次以上。避免睡前做此练习

正念应用在生活中

- 正念有氧运动：快走 / 慢跑半小时，注意脚底、腿部的感觉
- 正念行走：将注意力放在脚底，应用于日常行走
- 正念沟通：在日常沟通中，用心听，用心讲
- 正念饮食：观察周围环境、听声音等

创伤处理 | "与困难共处"练习及常见问题

我们刻意地用仁慈的态度转向并且趋近过去的痛苦经历。这个练习的基本纲要，在于开始正念地觉察，当记忆画面浮现时，每一个当下最明显的感受是什么，并温和地用呼吸陪伴这种感受。

第一步，回忆：在我们可以承受的范围内，重新回忆那些让我们感到惊慌、羞愧、挫折的场景。尽我们所能，留意到我们对于回忆的躯体反应，以及任何伴随着想法或情绪而出现的身体感受。

第二步，觉察：尝试着用好奇心，观察躯体反应所在的部位、范

围大小、强度大小、性质。

第三步，陪伴： 用耐心与温和的态度，陪伴着这个强烈感觉所在的部位。放下想要改变过去记忆的尝试。接受我们的过去，意味着培养一种"愿意去重新体验"的态度。如其所是——就只是注意、观察已经存在于记忆里的一切。当我们清楚地回忆起这些记忆时，就可以避免被拉进惊慌、害怕及被现实生活中类似的情景触发压力反应。平静地面对过去的记忆，我们就开始将自己从这一切中释放出来。

第四步，保持对呼吸的觉察： 使用呼吸作为一个有用的媒介。注意到自己还在呼吸。只要有呼吸，我们就好好地活着。我们也可以在吸气时将空气"吸进"这个部位，呼气时则从这个部位"呼出"，将温柔、友善的觉察带到这个身体部位上。每次呼吸，让自己更柔软、更开放地面对感受。"容许"并不是认命—— 它是重要的第一步，让我们全然对困难产生觉察，并善巧地回应它们。

第五步，扩展注意力到全身： 我们让注意力扩展到整个身体。现在我们开始觉察姿势和脸部表情。对我们身体此时的感受保持觉察，正如它们现在的样子。感受到有强烈感觉的部位在全身的范围内比例很小这个事实。感受到整个身体的稳定性。

"与困难共处"记录表

有惊恐发作史及有恐惧情绪的朋友，将过去经历中的心理刺激事件，每天练习一次"与困难共处"，同一件心理刺激练习 3 次以上。建议列出一个负面事件清单，按照心理强度从小到大依次（5~10 分）练习。先从 3~5 分的事情做起，并且避免睡前做此练习。

事件概述	在回忆这个事件时，你感觉不舒服的主要是什么？	满分是10分的话，你觉得这件事情对你的影响有几分？（先从3~5分的事情做起）	在练习过程中，你注意到有什么发生了改变？	在你此刻记录下这一事件时，你脑海中有什么想法、情绪和身体感觉？	在做完这个练习后，你准备做什么帮助自己继续稳定下来？
第一天					
第二天					
第三天					
第四天					
第五天					
第六天					
第七天					

常见问题

问：我感到无法接受困难和痛苦的存在。

答：这是一个相对普遍的现象。一方面，我们需要意识到痛苦和困难是生活的一部分，无论我们想要或不想要，这些都是我们人类经历的事情。另一方面，通过正念练习来提高学员的觉知能力，并用正念的态度与困难共处，接纳、友善、包容、开放地面对痛苦和困难，而不是试图逃避、抵制或是试图消灭它们。

问：我认为正念练习没有帮助我解决痛苦和困难。

答：正确的正念练习并不是要去消灭问题，而是帮助学员面对现实，接受痛苦和困难，并以更平衡、积极的方式来处理它们。这是一个持久的过程，并不总是能够立竿见影的。着急的态度，并不能加速产生效果，反而是正念练习中的一种阻碍。因此，我们建议学员要坚持练习，即使结果看起来没有显著改变，以无所求的态度持续练习，效果会在持续的练习中逐渐呈现。

3. 过往学员反馈

交 扫光

提交于 2023-03-22 19:26:54

1.今天收看了张博士的第五周课程回放，跟着做了几个练习，最后一个正念静坐加了与困难共处及觉察应激反应后正念回应方式。
2.下午我连续做了三次暂停"应激事件记忆"与困难共处的练习，我用心里强度10分来调取记忆。（因最近身体状况较好想试试）第一次练习中调取记忆后观察到我的情绪低落，心脏出现几次心悸，感到委屈伤心，眼泪不觉中流了下来。这时我试着用呼吸靠近心脏，去面对、观察、不抗拒，允许它的存在，告诉自己是安全的，又观察一下整个身体绝大部分是稳定的，平静的，我的心悸占了很小一部分，用拥抱安慰我自己。随着练习情绪逐渐稳定。后两次心悸只出现了一次。
总结：没学正念已前因为连续创伤产生焦虑，心悸严重，会害怕。今天再忆这个事，这个反应已经改善了很多，除了心悸没有害怕，我挺高兴的。

提交于 2023-03-17 20:14:34

今天又做了与困难共处的创伤处理，随着一次次的增加处理，感觉负面情绪真的释放出来了。根本不像以前一想到就生气、愤怒、又无处发泄。只好自己忍耐，憋在心里，时间虽然过了很久，但是也走不出来那个阴影……但是用正念练习之后，情绪就得到了释放。这与认知有直接关系，认知不同，理解问题、认识问题绝非一样，所以感觉就不一样。再一次感谢张博士及团队的每一位老师。

 马

提交于 2023-03-08 20:44:17

3月8日星期三1.正念伸展；脖子有点僵，做完就很舒服了。2.与困难共处；开始的时候，儿耳朵里听到五花八门的声音，有卖蔬菜.水果的叫卖声，有汽车的喇叭声等……我用正念回应一个个温柔把它们带回来。练到中间后背脊柱右边有乒乓球大的地方感觉涨涨的，听着张博士的音频说：把注意力放到感觉明显的部位，并靠近。用呼吸陪伴着它。一会儿感觉这个部位开始蠕动，我再命名：它能来就能走，这是神经反应，我是安全的。又过了一会儿，正个身体舒服了。今天是《三.八》节，我很高兴，借此机会再次感谢张博士团队，特别是各位老师的辛勤付出。现在我睡眠基本稳定，明显的感觉就是晚上侧的次数减少了，以前一个晚上要上4一一5次侧所，现在只上两次，偶尔三次。我做过4次手术.车祸.被狗咬过.小时候被蛇吓的跑了四.五里路。现在我有信心.有耐心一件一件处理创伤，不管时间长短我都会坚持下去！

提交于 2023-02-11 07:25:55

早上五点到七点做了正念练习，今天注意力比往日集中，做的时候也有想别的事情，很快就拉回来了，觉察到身体没有不舒服，做到快七点一个练习中间突然想到我最大的创伤，想起这件事的经过心里很难受，觉察到我能纳并接受已经发生的事情，这都是老天的安排必须接受所有发生的一切，放下它就让它过去吧！三年了，心里要释怀让它过去中……，注意力转移到呼吸上来，吸入新鲜的空气注满全身，呼出身体所有的创伤不如意不舒服的感觉，把它们全部排出体外，最后把愁心祝福送给自己和家人以及天下所有的人。

 博

提交于 2023-02-05 21:35:56

今天上午做了创伤处理，回想起以前的一些事情，自己走过的路，心里很难受，多年的痛苦积压在心里，我流下了眼泪，心里特别的委屈，今天是正月十五元宵节，本该快乐的一天，对我来说是难忘的一天，我卸下了多年压在我心里的压力，明天续继做。
我感恩正念、感恩老师，使我一步步走出阴霾，我接受我的过去，无论多么艰辛，我挺过来了，朝着幸福、美好的生活迈近！

均心

提交于 2023-02-01 16:41:50

今天练习了无拣择觉察，扫描，慈心禅，与困难共处，重温了ABC法则。练习过程中身体没有什么不舒服，只是坐的时候长时，后背有点不大舒服，但是无大碍。

处理创伤：我的这个病是三年前在教会里得的，原因很简单（现在看来），我和一个姊妹在一起说了另外一个姊妹的不好的话，我们三个都是教会的服侍人员，又在诗班担任重要角色，万万没想到，这位姊妹去嚼舌根，让那位姊妹知道了，在诗班交通会上，她大发雷霆，象个泼妇似的，如此这般没提名把我羞耻一顿，这一棒犹如晴天霹雳，打的我无地自容。因为一句话得罪了诗班所有的人。然后教会就因为疫情关门了。

我在家里可没闲着，情绪低落，不想吃饭，浑身无力，正天犹心重重，也因为有些人删了我的微信，也没了人脉，大家都远离我，无的身体心情，情绪受到了极大伤害，焦虑抑郁失眠开始了，惊恐发作，缩死感充斥着我。

我刚开始并不承认自己的过错，只是一味追着别人的错误，就这样，我二个都受到了身的管教，她的了肺息肉，我得了精神病。

改变认知：学习了ABC之后，我才知道任何时候伤害我的不是哪个人或者哪件事，而是我对人，事的认知，同样的事，不同的人会有不同的结果，不同的认知会有不同的效果，不同的角度会产生不同的看法，只有跳出惯性思维的框框，改变认知，更新关念，不去扩大事实，没有灾难化的想法，才能不受伤害，因为想法不等于事实。

鱼那么喜欢水，水确把鱼煮了，叶子那么喜欢风，而风确吹落了树叶；其实煮鱼的不是水而是火，吹落树叶的不是风而是秋天。改变认知之后才知道，想法不等于事实。

感恩正念，感恩老师，感恩伙伴们的关心，感恩自己。我是最棒的给自己点赞加油！

5.1.6 第五模块：正念融入生活

1. 第五模块总体介绍

正念课程与常规心理咨询最大的区别在于，正念是一种我们人人都具有的内在的能力。通过系统正念练习，学员会逐步掌握将正念融入生活的方法，在平时保持对当下的非评判的觉察。大脑非评判地关注当下状态，已经被证实可以极大地提高安全感、减少自动化思维、稳定情绪。将这种状态延续到日常生活中，对患有焦虑障碍的学员起到强大的预防复发作用。

在这个模块中，学员会根据正念带领者的引导有意识地反思自己过去的日常生活，哪些活动对自己的精神产生了消耗，哪些活动对自己的精神是有滋养作用的。然后鼓励学员有意识地找到可以增强心理弹性的日常活动，进一步提高安全感，降低焦虑障碍复发的可能性。即使偶有症状，学员也可以应用学习到的"正念回应"方法帮助自己快速稳定下来。

2. 核心练习介绍

正式练习：各种练习组合为 45 分钟或以上

- 无拣择觉察 / 身体扫描（隔日一次）
- 正念伸展全套 / 八段锦 1~8 段（每日一次）
- 滋养 VS 消耗记录表（每日一次）

正念应用在生活中

- 正念有氧运动：快走 / 慢跑半小时，注意脚底、腿部的感觉
- 正念行走：将注意力放在脚底，应用于日常行走
- 正念沟通：在日常沟通中，用心听，用心讲
- 正念饮食、观察周围环境、听声音等

生活中增加滋养、减少消耗练习

本模块的要点是：回顾生活中的滋养与消耗。通过回顾一整天的事件和体验，我们帮助学员更加关注和珍视日常生活中的积极和消极的体验，从而更好地调节情绪；帮助学员认识到，即使在一天中经历了许多困难和挑战，也可能存在许多积极和滋养的体验；即使在经历消耗事件的时候，也可以通过"正念回应"的方式及时地照顾好自己。

所谓滋养，是指会给我们带来正面能量和积极影响的内在力量；所谓消耗，是指对我们产生负面影响或削弱我们的内在力量。举例来说：

滋养行为：

- 运动：跑步、瑜伽、打篮球等体育锻炼都有益于身体健康。

- 做一件自己感兴趣的事情，比如绘画、听音乐、阅读、写作等。
- 打电话给朋友：与亲密的朋友沟通可以给我们带来快乐和安慰。
- 做饭：自己做饭可以保证食物的质量和卫生，也可以提供烹饪的乐趣。

消耗行为：

- 过度使用社交媒体：长时间地在社交媒体上浏览，可能会导致我们感到孤独和焦虑。
- 不良饮食习惯：吃太多垃圾食品或者摄入过量的糖分等，都会对身体健康产生负面影响。
- 频繁加班：长时间工作可能会导致我们感到疲惫和压力。

通过回顾生活中的滋养与消耗，我们可以更好地了解自己的行为并调整它们，在日常生活中更有意识和健康地生活。刻意维持和增加对自己必要的滋养行为。在消耗行为中，用正念减少对自己的消耗。

为了我们自己的健康，我们需要经常有意识地反思这段时间哪些是滋养自己的事情、哪些是消耗自己的事情。增加滋养而减少消耗的事情，或者减少消耗自己的事情对自己消耗的程度。

核心练习步骤

在课堂上，正念老师会带领学员回顾过去一整天中所经历的事件，从早晨起床开始，到晚上睡觉结束。尽可能详细地描述每一个事件，包括发生的时间、地点、参与者、情景、背景等。

- 问自己：在这些事件中，哪些带给了我积极、滋养的体验或者感受，以及哪些体验和感受？例如，它让我感到快乐、放松、满足、有成就感或者感激。

- 问自己：这些事件中，哪些带给我消极、消耗的体验或者感受，以及哪些体验和感受？例如，它让我感到紧张、疲惫、沮丧、焦虑或者愤怒。
- 接下来，尝试回答以下问题：这一天中，我是否可以多一点滋养事件？或者，即使经历消耗事件的时候，能否用"正念回应"的方式，少一点心理的消耗？

滋养 VS 消耗记录表

事件概述	在回忆这个事件时，你感动不舒服的主要是什么？	满分是 10 分的话，你觉得这个事件对你的影响有几分？（先从 3~5 分的事情做起）	在练习过程中，你注意到有什么发生了改变？	在你此刻记录下这一事件时，你脑海中有什么想法、情绪和身体感觉？	在做完这个练习后，你准备做什么帮助自己继续稳定下来？
第一天					
第二天					
第三天					
第四天					
第五天					
第六天					
第七天					

3. 过往学员反馈

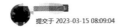

提交于 2023-03-15 08:09:04

　　今天是最后一节课，同学们都纷纷发言，每个同学都有不同程度的好转，我也一样，比原来愉悦很多，虽然没有其他同学效果那么好，但是心情也平静很多，不胡思乱想了，这就说明正念对我起作用了

　　当你每次坐下来正念练习的时候，每次躺下来正念练习的时候，每次走路时注意脚底感觉和身体感觉的时候，每次在试图用正念回应症状的方法中稳定自己的时候，一定要有意识地提醒自己：正念练习的意图不是对抗症状，不是压制不舒服，而是学习如其所是地与当下的一切和平共处。

恰当地提醒自己，正念练习是学习一种智慧的生活态度，它不是工具虽然比所有工具都有用；它不是避难所虽然能极大提高安全感。

正念练习的意图需要在每次正念呼吸、走路买菜说话、正念回应不舒服时 有意识强调，都需要提醒自己。

用正确的意图活在正念中，将事半功倍。

——张博士的提醒

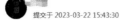
提交于 2023-03-22 15:43:30

今天　阴有雨

1.无音频45分钟无检择静坐觉察

之前一直跟少指导语版练习，今天脱离音频流程还是参照少指导语版的，只是自由度更大了，其中揉合了暂停与困难共处，对身体感觉，想法，情绪以及声音可以不分先后，那个先出现就觉察那个，在练习中有症状的突然出现，情绪，身体感觉随之而来，有时觉察到症状和想法会交替出现，症状强的时候暂停较不易，症状趋缓的时候暂停相对容易，因此连做了好几次，身心状态才慢慢趋好。另一个感受是刚开始觉察呼吸时，时间可稍长，等自己安静下来以后再分别觉察。

2.分别做了伸展，辅式瑜伽，身体扫描，八段锦和正念行走。

3.滋养自己减少消耗

今天准备去附近的小花园活动。因为自阳后，焦虑症加重后就把自己禁锢在家里，整天胡思乱想，内耗自己。在花园里欣赏了初春开放的花朵，呼吸了大自然新鲜的空气，沐浴了阳光，心情愉悦，身体感恩吸收了新鲜的养料，有振奋感，虽然身体略有疲乏。我发现想康复，可以突破原有在家静养的思路，尤其觉察到长时间内心容易精神内耗，，反达不到身心恢复的目的。在我记录此刻的感受时，心情愉快的，身体感觉是有力量的，想着何不在初春时节拥抱大自然，让自然的魔力滋养自己，而将自己锁在家里自耗呢！

我的体会是当觉察到某种模式消耗自己的比例更大时就要解放思想找到更好滋养自己的方法。

提交于 2023-03-13 10:04:03

昨天是周末，我和丈夫陪着儿子在护城河花园里玩，我我肠胃胀气不舒服，于是我就快走，打算让胃肠蠕动快点，排个气就会舒服，胀痛顶得我不舒服，烦躁上来了，快走了一段时间想努力摆脱掉不舒服的感觉然后好陪小儿子玩，可是并未如愿。突然，我觉察到我没在正念，我停下来，放松下来，现在我的身体状态就是这样的，要接受，这就是现在的我呀，我走到儿子旁边，蹲下来专心地陪他玩，感受当下，一股暖流流过没有排气，可是我却舒服了。过了一会儿，看到河对岸一个个努力的焦急的在跑，似乎在摆脱缠绕在身上的膀，河边锻炼身体的人有几个是脸上带着愉悦和享受的表情？！

谁把我变成了这样？谁能改变我？我，一切都是我的想法。

像一个旁观者一样观察我自己真好。正念让人喜悦。体验人生的效果就像如何不断品尝食物一样？！苦辣酸甜各有各的美！

提交于 2023-04-08 22:12:47

上午在阳台上给花浇水，修枝，然后拍照。

下午在附近一个小公园转了几圈

晚上跟着团修老师练习，第一段练习时太累了，睡着了，第二段树的冥想练得不错，第三段湖的冥想有点走神，但总体还是OK的。

体会：大树根深叶茂，扎根于大地，不论是夏季的狂风暴雨，还是春天的微风细雨，大树都屹立不倒，向阳而生。

时光荏苒，四季交替，不论是秋季的硕果累累，还是冬季的肃穆萧条，大树还是那样的坚定，把根扎得越深，把树枝伸展得更高……

我们也是一棵会呼吸的大树，应该用树的能量滋养我们。

提交于 2023-03-30 16:11:49

3月30号　星期四　多云

八周课训练暨已结束，似乎是告一段落。但对我而言，则是一个重新的开始。课程的知识多只是一知半解，需要努力的太多太多。

给自己先制定一个练习的方向吧，要一步一步慢慢来：近期只做足量练习，不想结果，只享受过程。

仍坚持早醒后45分钟身体扫描。简单的身体拉伸后，去广场做正念行走。（我的正念行走很多时候是户外的，正向后退型，我们的地方相对比较安静。）我把正念行走的理念与太极猫步相溶练起来感觉非常的奇妙，所以经常是半小时正念行走后再练15分钟的猫步。感觉非常的滋养。

上午一般都是看课程回放，跟着课程练习静坐比较多。有时是下午。静坐是分两次的，每次50分钟左右。在以后一段时间的静坐练习中，决定只注重关注呼吸，觉察，观察和与之共处的练习，不做创伤处理。创伤处理暂放到半年以后再做。我个人认为，随着正念渗入生活和正念态度的深入理解，经历时间的磨砺，也许很多事情会逐渐淡化，到时候也可能不必再做处理或处理起来会容易很多。这也是近段自己对正念的理解和信任吧。放下期待，将目的放到增强自己的抗压能力上，充分享受练习中对自己滋养的过程。到一定时间，很多问题会迎刃而解的。

坚持！坚持！坚持！

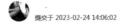

提交于 2023-02-24 14:06:02

时间是最好的礼物！特训营快结营了，心里没底，好像自己的问题好多好多，今天第一次翻到觉心正念交流群，看了康复老师们的经验分享，其实我学到了好多好多，同样也改变了我好多好多！学到了用正念去看事物，用正念去控制情绪，用正念去化解躯体症状，用正念去交往人际关系，特别显著的，基本上没有灾难化思维和惊恐发作！以前害怕的事和物，现在敢去面对，从小到大受的惊恐创伤多，所以胆小怕事，失眠，这些问题都得到了解答！恭喜自己智慧地选择张博士的正念课程！愿恩老师们的付出！我会坚持练习，会一天比一天好！

提上 换雅 补打卡

提交于 2023-03-15 12:26:51

一转眼马上就要结营了，心中突然有很多不舍，虽然只有二个月时间但在老师们专业热心耐心的指导下有了很大的收获。同学们之间的分享、鼓励、支持体会到大家庭的温暖。希望结营后大家还可以一起分享各自的快乐、烦恼、相互鼓励支持早日走出焦虑早日康复！

5.2　如何更好地学习 EMBIA 帮助自己康复？

截至 2023 年 3 月初，共计 6000 余名学员参加了 EMBIA，我们总结了患有焦虑障碍的学员康复过程中的要点供大家参考。

- 在教学实践中，我们发现掌握观察方法，观察头脑中的灾难化思维对广泛性焦虑、恐惧症学员的康复是必要的。正念疗愈的基础是能够对不适保持一种非评判、不抗拒、愿意面对的态度。我们在教学过程中发现长期依赖听音频做静坐练习，不利于学员学会观察思维。这对灾难化思维较多的人的康复是不利的。

- 另外，学员学会不听缓解症状的音频自我调节（如"暂停"），对于减少症状、预防复发也是很重要的。与常规心理干预相比，"觉心正念"EMBIA 最大的特点是，学员可以掌握自己调节症状的方法。一旦掌握了自己缓解心身不适的步骤、方法，学员就感觉自己的安全感快速上升。而其中一个重要环节就是学员可以脱离音频调整心身不适。做到了这一点，学员就不再害怕不适出现。

- 持续通过正念练习和在生活中应用内化正念态度，是走出焦虑的基础。通过对正念态度的理解，以及在面对症状的时候应用正念的态度面对不适，安全感会大幅度上升。通过学习正念态度，学员就会理解为什么在面对症状的时候要抱有这样的态度。

下面对"正念的九个态度"进行简述。

接纳

"接纳"是允许人、事、物当下所呈现的样貌；不回避，以友善的态度主动地认知事情本来的样子；它不是被动地忍受，而是一种包容、宽容和慈悲的态度。

比如，有一个人困在了流沙中，他感到非常害怕和绝望。他越是试图逃脱这个困境，越是深陷其中。当他决定接受自己的处境，尽量保持身体平稳，扩大身体与流沙的接触面积，慢慢地滚出流沙区域时，他才有可能脱离困境。

- **"接纳"在练习中的应用**

不管是身体疼痛、情绪，还是胡思乱想，它们的特性就是你越排斥、对抗，它们越活跃。你不需要去喜欢这些体验，但要知道它们只是一些暂时的状态，然后用慈悲友善去抱持住它们，如同充满慈悲的长者抱着受伤的孩子一般。

- **"接纳"在焦虑中的应用**

焦虑症状之一是常常感到不安和无助，你可以尝试接受这些感受，允许不舒服存在，完全与当下的不舒服共处。你也要接纳自己无法接纳当下的不舒服，不因"无法接纳不舒服"而自我批评。

初心

初心，又常常被说成第一次的心，或者初学者的心。第一次的心，意味着仿佛第一次见到一样。比如，想象一下，如果你用第一次的心去看待伴侣、孩子，会如何？你可能会发现，自己对眼前这个人的样貌、举止、表达充满了好奇。

- **"初心"在练习中的应用**

保持着初学者的心，一颗空杯的心，如同第一次学习的心去做练习。

- **"初心"在焦虑中的应用**

用"第一次接触"的心态去观察、体验不舒服，而不被过去的恐惧记忆所影响。

放下

在印度有一种很独特的抓猴子方式，人们把椰子凿开一个小洞，然后把香蕉放在里面。如果猴子抓着香蕉不松手，它就被困住了。我们不仅会抓住好的事情，对不好的事情，我们也常常抓住不放。放下，即对想要的、不想要的都不执着，意味着允许人、事、物的消逝或变化。

- **"放下"在练习中的应用**

对于所体验的一切，刻意学习放下心中看重或排斥的倾向，尽量让各种体验如其所是地呈现，保持时时刻刻的观察。

- **"放下"在焦虑中的应用**

放下心中抗拒或排斥的倾向，尽量让各种内在情绪、想法和不舒服的身体感觉如其所是地呈现。同时接纳自己"现在无法放下"，不因"无法放下抗拒"而自我批评和自责。

不用力／不挣扎／无为

不用力／不挣扎／无为，意味着我们应该放下对事物的执着和控制欲，接受事物的自然流动。不争、无为是一种平静、自然和自在的态度。

正如，有人试图抓住一只蝴蝶，但他越是追逐，蝴蝶飞得越高越远。最后，他决定停下来，让蝴蝶自由地飞翔。蝴蝶最终停在了他的手上。

- ● "不用力 / 不挣扎 / 无为"在练习中的应用

我们不反对你带着目标进入正念练习，但是一旦进入练习，请退后一步，单纯地感受当下、观察当下。这个当下可能是舒服的，也可能是不舒服的。

- ● "不用力 / 不挣扎 / 无为"在焦虑中的应用

焦虑症常常使人感到控制不了自己的情感和行为，但我们可以尝试放下对事物的执着和控制欲，接受事物的自然流动。不努力去除不舒服，因为它是已经发生的压力反应，已经过去了，不挣扎则不会再加重。同时接纳自己的"挣扎、抗拒"，不因"挣扎、抗拒"而自我批评。

信任

信任意味着信任自己与信任自身感觉的态度。信任是一种安心、放心和信心的态度。

比如在正念拉伸中，我们鼓励大家信任自己的身体感觉，因为每个人都有不同的身体构造和灵活性水平。因此，每个人都应该依靠自己的身体感觉来确定最合适自己的拉伸程度。

举个例子，如果你正在尝试进行"腿后伸"这个腿部拉伸动作，但是在进行过程中你感到强烈的疼痛或不适，那么你可以停止。有些人可能会因为想追求更大的灵活度而忽略身体的信号，并继续进行该动作，这会很容易导致肌肉拉伤或其他伤害。

- **"信任"在练习中的应用**

在练习中，信任你的呼吸，让其按照自然的节奏去呼吸。信任你的困意，困意袭来就去入睡。信任你的新陈代谢，它会帮助照顾好你。信任自己当下的体验，就是自己独特的体验。

- **"信任"在焦虑中的应用**

信任自己和信任自己的感觉，学习倾听自己，相信自己的身体有足够的复原力。同时接纳对自己的不信任，不因"无法信任自己"而自我批评。

耐心

我们在很多时候是没有耐心的，希望立马到达目的地，希望别人赶紧说重点，希望快点再快点。所以我们需要刻意地去培养耐心。就像种植一棵树苗一样，你需要耐心地照顾它，给它水和阳光，等待它逐渐茁壮成长，而不是期望它立马长成大树。同样地，正念冥想也需要我们耐心地投入时间和精力，等待我们的内在意识的成长和改变。

- **"耐心"在练习中的应用**

安住于当下，而不是看向远方。对自己的各种身心状况保持耐心，有耐性地与它们和平共处。在练习正念冥想时，不要期望自己很快就能看到明显的效果。耐心等待自己逐渐变得更加平静和专注，而不是强求立竿见影的改变。另外，在冥想过程中，会有各种感受和情绪出现，包括焦虑、烦躁、压力等。我们需要耐心地接纳这些内在体验，而不是试图改变或者掩盖它们。

- **"耐心"在焦虑中的应用**

当面对焦虑时，我们很容易想要逃避或者寻求快速解决方案。然

　　　　　觉心正念·心安即是归处

而，这种逃避只会让焦虑更加严重。对当下的各种不适保持耐心，知道任何事情都不会一成不变，这些心身不适也会变化，不会一直停留。同时接纳自己没有耐心，并不因"没有耐心"而自我批评。

非评判

非评判的含义是指不对自己的想法、感受、情绪等做出评价或者批判。在正念冥想中，我们需要保持开放的态度，接纳一切内在体验，不做评判。

● "非评判"在练习中的应用

在正念练习中非评判自己的情绪、想法和身体感受，也非评判走神的现象。以客观记录的方式观察它们，而不是将其与自己的价值观或期望进行比较或评判。

● "非评判"在焦虑中的应用

面对焦虑时，不要批判自己的感受，尝试理解和接纳它们，将有助于减轻焦虑症状。以一种客观的、不偏不倚、不加掩饰的态度观察当下的情绪、想法和身体感觉，而不是戴着有色眼镜或心中的向往来扭曲事实。也接纳自己的评价，并不因为评价而自责。

感恩

感恩是指，我们可以尝试感恩生命赋予我们的一切，包括我们的身体、家庭、朋友、工作等，以及我们所经历的一切。

● "感恩"在练习中的应用

首先感谢自己还活着，我们经常把活着视为理所当然。实际上对每个人而言，活着都是很不容易的事情，虽然我们经历了很多困难。

我们的眼睛能看，脚能走，肺能呼吸，肝脏在解毒，肾脏也在努力工作。我们应该感谢这些努力工作的身体器官。我们也应该感恩自己的家人和朋友，让自己体会到温暖、支持、快乐。

- **"感恩"在焦虑中的应用**

对于焦虑的人群，当感到焦虑时，他们可以尝试放下自己的期望和批评，接受自己的情绪和感受，同时转头看看自己已经拥有的，感恩自己的身体和呼吸等。

慷慨

慷慨是指，我们可以慷慨地分享我们所拥有的一切，包括我们的时间、爱、关注、帮助等。慷慨的意义在于你有多强大地把自己投入生命，你给予别人时能带给他们的欢喜就有多强大。你这么做并非为了自己，让自己感觉"啊！我是一个如此慷慨大方的人"，而是因为给予能令他人欢喜愉悦，增强了联结，你展示了你的关心，而且你真的为他人而不是为自己，拨出时间，关注他们，并提供想法。

- **"慷慨"在练习中的应用**

例如，在慈心禅中通过慷慨地将我们的关注和爱送给那些需要帮助的人或动物，来练习这种态度。这样做不仅可以让我们感到愉悦和满足，也可以让我们与他人建立更紧密的联系，促进彼此的成长和发展。

- **"慷慨"在焦虑中的应用**

对于焦虑的人群，慷慨的态度可以帮助他们应对焦虑症状。尝试放下自己的期望和批评，慷慨地将友善送给自己，给予自己的情绪和感受。

第6章

康复的路障和心法

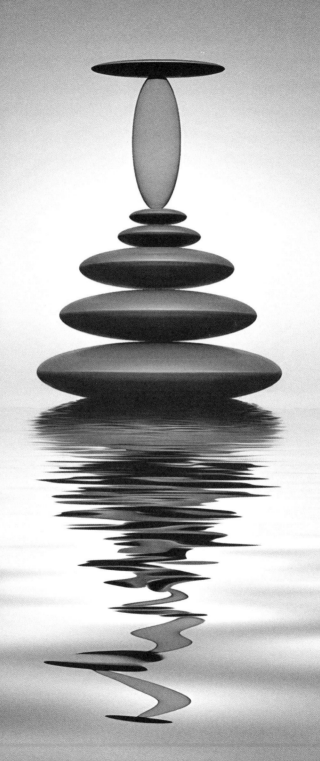

6.1 走出焦虑障碍的路障

通过回顾参加过"觉心正念"的正念课程但收效较小的学员，统计并分析他们在后台的正念练习数据，我们发现这部分学员是有一些共性的，包括缺课次数过多、练习时间过少、有问题不咨询正念老师或者辅导老师等。后来我们把这些行为特征提炼为正念疗愈焦虑的"四个路障"，用八个字描述就是"不学、无术、乏力、缺心"。

- **不学**

不学是指学习新知识的意愿不足，很多人看到自己不了解的知识会出现抗拒心态。患有焦虑障碍的学员普遍存在的安全感极度低下造成的多疑的思维特点，也强化了对于新知识的抗拒。

- **无术**

无术是指没有寻找到适合自己的康复方法。过度依赖他人，或者过度依赖药物，自己能找到的药物不管是加量还是更换品种，已经没有实质性帮助。

- **乏力**

乏力是指缺乏行动力，即使接触到有效的方法，也由于行动力不足而无法坚持。我们的经验表明，焦虑障碍患者是需要而且主要是靠自助来康复的。我们会明确告诉学员，在从焦虑障碍中康复的路上，三分靠医七分靠己。

在北京回龙观医院精神科专家李献云所著的《精神障碍的认知行为治疗：总论》这本书中，南京医科大学附属脑科医院副院长、中华医学会精神病学分会副主任委员张宁教授所作序言指出，药物治疗对于焦虑症和抑郁症效果欠佳，尤其是在症状得到控制后，对恢复患者的心理社会功能作用甚微。仅靠药物治疗复发率高、远期康复效果并不令人满意。

- **缺心**

缺心是指心力不足，缺耐心、缺信心，即使药物无效或者对效果存疑，也没有足够动机继续寻找有效的方法。有一个观点是这样说的，"悲观者总是对的"。这句话能很好地说明信心的重要性：悲观的人对事情往往做出悲观的判断，然后基于这种判断导致行动力不足，无法证明事情的可行性。这就导致了认知和行为的逻辑循环：自己的行动力不足证实了自己的悲观判断是对的。

对于希望通过掌握一种自我调节的方法走出来的学员而言，信心是比金子还宝贵的东西。我们在学员的康复过程中，不断邀请已经康复的老学员现身说法，告诉其他人他们自己康复的历程，哪种方法对自己帮助最大；在掌握哪种方法后，发现自己的安全感得到极大提升；在掌握并重复练习哪种方法后，自己的主要症状快速减轻。

我们也观察到，通过"觉心正念"的正念课程走出来的学员有以下特点，我经常把他们的经验描述为康复的"五个心法"。

6.2 康复的五个心法

6.2.1 有认知：心病还要心药医

这部分学员一般经历了吃药有效到无效，或者不愿意吃药的过程。他们意识到自己的问题属于俗话说的"心病"，也最终意识到"心病还要心药医"这句朴素的民间说法的正确性、可行性。有一位学员在参加"觉心正念"的课程后与我分享他自己的感悟：药补不如食补，食补不如神补。学员的这些精辟的总结不断丰富着我们团队对于患有焦虑障碍的学员康复过程的复杂性的认识。在教学的过程中，我深刻理解了卡巴金教授说的，每个人的正念练习才是自己的老师。每一位能够通过正念练习走出焦虑的学员才是自己的老师，也是我们团队的老师。教学相长的过程鼓舞着我们不断深化、丰富教学内容和教学流程。

6.2.2 有信心：三分靠医七分靠己

我自己的康复过程、我们团队见证的众多学员康复的过程，让我坚信对于患有焦虑障碍的人而言，走出来的最有效方式是依靠自己的内在智慧、内在力量。在 2021 年，我提出了"三分靠医七分靠己"的观点。这个观点的核心是要掌握自助式调节症状、处理发病原因的方法。但我们的经验显示，的确存在一些症状，需要学员在一定阶段内使用药物，帮助自己缓解不适。盲目认为药物可以让自己彻底康复，或者盲目排斥药物，这两种倾向在"觉心正念"的学员中普遍存在。前者会表现出正念练习动力不足，后者表现为急于停掉药物。对于网络上一些心理学人士夸大宣传的不能吃药，我们的经验证明了其片面性。我们发现，有较重的"肛门坠胀感"、较重的"尿道不适"或者伴随重度抑郁的学员，是一定要先通过药物缓解症状的。随后随着课程的进展，学员在逐步掌握了自己调整症状及打开心结／处理心理创伤的简便方法后，才能比较顺利地康复。需要强调的是即使对于学习正念课程本身而言，也主要依靠学员自己的行动力。

对于还在迷茫的学员，要避免走极端，要根据自己的实际情况选择是否使用药物。避免盲目依赖药物和盲目排斥药物这两种极端心态。

6.2.3　有行动：天助自助者

一个人意外溺水，会本能地挣扎。路人看到后或者施救或者帮忙求助。人类有普遍的不忍别人受苦的慈悲心。但如果溺水的人没有自救的举动，旁人是无法确定是否该施以援手的。这一点对患有焦虑障碍的学员同样适用。我们观察到很多学员没有行动力，没有自救的动力，也看到很多学员在练习过程出现因抗拒自己频繁走神而烦躁，随即决定放弃继续正念练习。实际上正念练习本身不复杂，但练习过程需要有经验的人不断指导。夹杂不信任、不愿意主动求助他人的心态，是很多人与正念练习课程擦肩而过的可能原因，也使他们错过了一个可以自己帮助自己康复的机会。更多的学员即使药物已经无法帮助自己，即使通过加大药物剂量、更换药物，也没有主动寻找更有效的方法。经过多年在症状中的挣扎，很多人已经不相信自己能康复。

在一定程度上，没有自助的意愿及行动力是悲剧。

6.2.4　有方法：标本皆治

采用自助式方法帮助自己走出焦虑，关键是能找到既能快速缓解症状，又能够有步骤地减少产生症状的原因的影响，即，要起到"标本皆治"这样的效果。很多学员发现有时候转移注意力、跑步、聊天会让自己舒服一些，但不能彻底解决问题。心理咨询对于部分学员可以起到"治本"的作用，但整个周期长、费用高，而且无法让学员快速缓解症状。我自己发现正念减压课程和正念认知疗法课程中，有些具体方法具有自助式缓解症状、自助式处理应激事件记忆、自助式调节认知、自助式面对现实压力采取合适行动的功能。这些方法通过"觉察—反思—洞见—态度改变"这个循环螺旋式上升，帮助学员持续提高安全感，最终走出焦虑。

6.2.5 有耐心：没有反复就没有康复

患有焦虑障碍的学员往往希望症状越来越少。但实际上，走出焦虑的过程不是直线式上升的。实际的康复过程，往往是螺旋式上升、波浪式起伏的，但总的趋势是，随着对具体方法的掌握越来越熟练，创伤性记忆被逐步淡化，反复程度越来越轻，内心会越来越自信。我经常给"觉心正念"的学员讲，没有反复就没有康复。因为我们每个人都是活在状况层出不穷的现实中的。现实中的压力会影响我们的内心安全感，导致心理状态及神经功能不稳定，就会出现症状波动的情况。但这种症状的不稳定，恰恰是学员巩固正念能力的机会。正念练习之所以能改变大脑功能及结构，使安全感不断提高，减少过度焦虑及灾难化思维，根本原因就是在不同的症状反复中，我们逐渐练就了"金刚不坏之心身"。

通过学员反馈，我们也发现某些行为会导致症状波动，我们称之为"六不要"，包括不喝茶、不喝咖啡（包括功能性饮料）、不喝酒、不吃过辣的食物、不剧烈运动、不突然戒烟。

这些建议不适用于所有人，但我们的确观察到相当比例的学员会因为这些因素而加重症状，供大家参考。

饮食导致症状出现可能是这些饮料和过辣的食物中的某些活性物质穿过了血脑屏障（人体血液系统和大脑之间的一层膜性过滤结构，正常情况下病毒和细菌等外源性物质无法直接穿过），导致自主神经的上级中枢下丘脑相关神经元核团功能出现异常，进而出现胸闷、心慌，甚至诱发惊恐发作。

打篮球、踢足球、健身房高强度锻炼等剧烈运动也经常诱发心脏部位发闷等不适，或者惊恐发作。这可能是剧烈运动导致心率加快、胸部较大幅度起伏、氧气相对不足，诱发了过去症状发生时的记忆，对于这种体验的恐惧情绪加剧了心脏部位的不适，最终形成由记忆启动、情绪作为催化剂放大不适、出现躯体症状组成的链条。

突然戒烟也会产生症状加重的现象。推测这是因为吸烟本身是减压的渠道，突然戒烟导致神经功能不稳定加剧。

第 7 章
康复学员自述

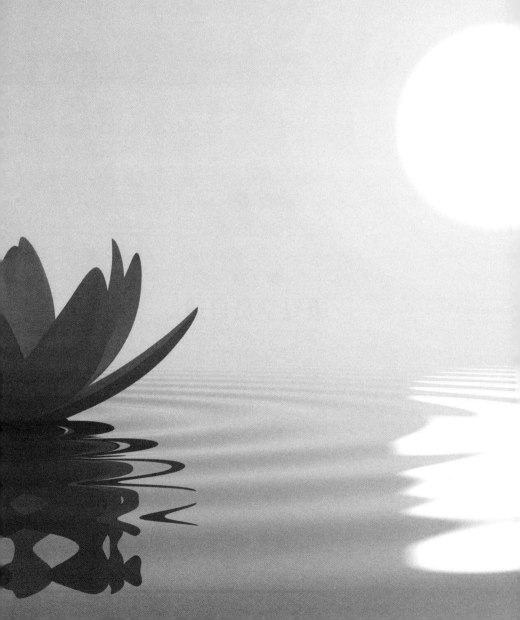

这个章节显示的学员案例来自学员的心得分享。资料的使用已经征得了当事人的同意。时间跨度为 2020 年 4 月到 2022 年 10 月，当事人均参加过"觉心正念"EMBIA。学员已经恢复正常工作、生活、社交，但不意味他们不会再出现压力过大导致的躯体反应、灾难化思维和焦虑恐惧等情绪。但即使出现，其频率和强度已经大幅度降低，这部分朋友对这些压力反应也可以自己在数分钟内调整过来。

迄今为止，焦虑障碍对人类心身有没有不可逆的改变尚没有得到深入、系统的研究。

我们在此呈现的是对学员在参加正念练习后状态的描述。从医学角度看，他们已经达到了临床痊愈标准。

7.1 "禅境慈亮"（57 期特训营学员）

我是 57 期第一个康复的学员，被同期学员推荐为本班的班长。我会非常热心地帮助每一位学员与伙伴。我属于急性焦虑还伴有惊恐发作，每当惊恐发作的时候，就会感觉自己是不是要死了，就着急想着要去打 120，还有一种自己一去不回的感觉。

焦虑不仅仅影响到了我的生活，还威胁到了我的生命，当时我都有放弃生命的想法，还好正念帮我走出了困境。

我在 2020 年 10 月由于惊恐发作，血压突然升得很高，在急诊室测量，高压达到 220 多，低压在 160 左右，具体多少记不住了。看到自己的血压这么高，我都被吓住了，自己怎么会有这么高的血压，医生就建议我吃降压药。我吃了很长一段时间的降压药，后来通过正念的训练，加上练习的时间足够长，有 4~6 小时，所以恢复得很快，血压维持在 120 上下，降压药也由最初的一片减到半片，后来就不吃了。在第一家医院的时候，我没有查出什么问题，就换了另一家医院，那是一家心理方面的医院，我也在里面住了一段时间，在住院期间症状有所缓解，但是回家后症状依然反复。

　　一次偶然的机会，我在抖音上看到了张博士解焦虑的直播，他说的一句话让我很动容。因为对于有焦虑症的朋友来说，他们特别害怕自己受骗，但是张博士说："对有焦虑症的人来说这不算骗，就算被骗几十次，他们也愿意去尝试，因为他们没有出路，没有其他方法可用，就算骗也不会骗他们这几十块钱。"我就先报名了体验课，等体验课结束后就报名了特训营。

　　因为投入的时间特别多，我在特训营好转很快，大约用了 2 个月的时间。这让我信心加倍，更认真地去学习，我感觉自己的性格也变好了，因为我以前是急脾气的人。对我改变最大的是"身体扫描"，每次做"身体扫描"都会让我感觉很舒服，做到一半的时候就会睡着。

　　我时常说，正念真是太神奇了。

　　我们对学员的问题进行了总结，汇成下表，以供读者朋友们参考：

诊断意见	急性焦虑伴惊恐发作
躯体表现	惊恐发作、血压高、心慌气短、有濒死感
情绪表现	焦虑、着急

思维表现	混乱、静不下来
行为表现	被症状控制时不能自主
是否服药	是

7.2 "平安幸福"（57 期特训营学员）

我身体不舒服是从 2010 年 40 岁开始的，那个时候我意外怀孕，生完女儿后就出现了产后抑郁，因为那个时候我不知道自己是得了产后抑郁，没当回事，之后就在家休息。在孩子刚过完满月的时候，单位的同事打电话给我说这个说那个，导致我看到同事的电话就害怕，手都是抖的，从那时候开始我就被吓着了，整晚睡不着觉。那时候我的女儿白天不睡觉，晚上也不睡觉，精神特别好，就我一个人带孩子，我感觉非常累，带孩子特别难。

那时候我也不敢去医院，就在家里，我常觉得自己过着人不人、鬼不鬼的生活。

再后来我就在我们当地的小诊所开点药吃。孩子一岁多的时候，朋友建议我到他所在城市的精神医院看看，那儿的医生说我的这种情况叫应急性心理障碍，我也拿了一些药，总之就是时好时坏，十分不稳定，天天不开心，没有快乐的时候。我突然间和单位的姐妹失去联系，心理的落差就特别大，每天在家里就胡思乱想。其他人都比较忙，家里只有我和孩子，这种情况让我很难受。因为没人和我说话、聊天，让我觉得更加压抑、受不了。后来我辗转去了几家医院，依然没有什么实质性的改变。

到 2016 年的时候，我的症状开始进一步向焦虑症发展。我的胆子很小，是一个典型的老好人类型，这也和我的原生家庭有关系，我父母就是那种非常善良的人。我觉得焦虑症也和这一点有关系。

我记得非常清楚，在2016年冬至吃完饭的时候，我女儿去学习舞蹈，我在接女儿的时候，突然感觉自己要死的样子，整个人就不行了，赶紧打电话让我老公来接我，我的状态就是惊恐发作的表现，整个人莫名地发抖，大脑一片空白，把我家里的人吓得不得了。晚上睡了一觉，到第二天的时候，我就没什么事了。三天后，惊恐症再次来袭，我老公就把我带到了医院。

住进医院后，我在心内科查了心脏造影，没有什么问题，其他的一些检查同样是没有什么问题，医生就给我说，你这个症状是焦虑。可那会儿我哪会相信自己的问题是焦虑啊，自己明明就是心脏不舒服，所以不相信医生的判断，觉得没有查好，就回家了。我在回家后就开始吃一些药，黛力新，还有解郁安神颗粒，就这样吃了半年的时间，而半年后又开始惊恐发作了。

到了2017年，因为经常出现惊恐发作，我经常把速效救心丸带在身上。2017年秋天的时候，我老公带我到郑州市华中阜外医院去看。因为我确实是心脏不疼，医生就建议我到精神科去看。我又跑到郑州市第一人民医院去，各种查，查完之后，医生给我开了点儿盐酸帕罗西汀。可回来了之后我还是惊恐发作。因为我经常惊恐发作，所以我不相信医院，致使我自己非常着急，自己为什么会是这个样子呢？我想突然被吓成这个样子肯定是有原因的。既然大夫说要不了命，可发作起来跟心肌梗死一样难受，这万一哪一次发作了没人在旁边我不就交待了吗？再说了，我女儿还这么小，交给谁我放心呢！

于是我带着这种信念，听说哪有好中医就去问诊，一直在求医路上一天一天熬着。当时，我就想，就是死也要死得明明白白！

到了2018年，我开始接触心理学，跟着老师学，在学的过程中感觉非常高兴，但是一碰见事儿，又开始发作了。我也尝试过针灸，身上扎得跟刺猬一样，也不知道吃多少药了。我在想为什么自己学心理学还是解不开自己的心结呢，眉头都快皱成锁了，一脸的黑斑，总觉得自己活不成了。那时我正处于自己的更年期，非常担心把自己的焦虑传染给孩子，导致我孩子的脾气也不好。

2020年2月7日，是我人生中的一个转折。

我自己平常不刷抖音，那天突然间在抖音里发现了"张博士解焦虑"，我一听他提到的症状跟自己完全吻合，特别是张博士说的呼吸性碱中毒。因为我在2020年冬天入院的时候，就是被诊断为呼吸性碱中毒的。就是这个话题，突然间吸引我了，让我感同身受。我当时就报名参加了体验课的学习。

在学习的时候，我天天晚上戴着耳机听课，晚上躺着也听，听了一个星期。后来群里又有打卡的活动，我也是非常积极地参加打卡。在体验课结束后，我立马在2022年3月2日参加了我们57期的特练营。

参加特训营后，我刚开始练习的时候，每天最少练习两个半小时。有时候我在接孩子的过程中也会有惊恐发作，例如走在路上或正骑着电车时，但是我不太害怕了，只是觉得这些问题一会儿就过去了，也不再会考虑出人命的事了。这对于我们这些学员来说，是一个非常大的改变。我们特训营中的课程会有好几节课，我印象最深或者说对我影响最深的是"九点连线"。

"九点连线"可以让我跳出我原有的固有思维，从不同的角度看问题。

从3月2日报完名开始，我就开始非常勤奋地每天持续练习，每天练习的时间可以达到两个半小时。每天做饭时抽烟机声音大，就买个播放器开着听，送孩子的路上戴着耳机听，反正利用一切碎片时间听和练。平时要求的每天练习时间45分钟就好，但我练习两个半小时。

到2022年8月底9月初的时候，我的症状基本上没有了，也没有惊恐发作了，每天的心情也是美美的。我好了之后，还把我们的课程推荐给了我的朋友，让他们一起来学习。

感恩张博士，救了我一命，让我们这个家又完整起来了！

我们对学员的问题进行了总结，汇成下表，以供读者朋友们参考：

诊断意见	急性焦虑症
躯体表现	惊恐发作、血压高
情绪表现	焦虑、着急
思维表现	胡思乱想，灾难化思维多
行为表现	对孩子大吼，和老公不能正常沟通
是否服药	是

7.3 "乞力马扎罗峰上的雪"（69期特训营学员）

我是东北长春人，现在在日本生活。

日本刚流行德尔塔病毒的时候，如果你不幸感染了，就自己在家里等着治愈，如果实在是严重了，就呼叫急救车，拉到医院去治疗。

在德尔塔病毒刚流行的时候，急救车昼夜不停地乱叫，大概对我形成了一种慢性压力。我也说不清楚，我是感染了还是没感染，我就觉着我的小腿有一点紧紧的，有点痛，但不是剧烈的疼痛。我当时就怀疑是新冠肺炎后遗症，出现这个的原因，是打了辉瑞疫苗以后出现了轻度的过敏反应。后来一系列的症状就出现了，当时我以为是疫苗的副作用。

我当时想，真是打了一针"神"疫苗，心里非常后悔。疫苗是2021年9月末打的，10月中旬开始陆陆续续地出现心脏不舒服。后来去心脏科看，做了彩超等检查，结果都没有问题，大夫说我应该去看看心理科。

当时我不以为然，因为那时症状还不明显，就是心脏偶尔不舒服。我还想，这个庸医怎么自己看不出来，就让我去看心理科，是不是推脱责任啊？到处去看就是看不出来什么结果，我就认为自己是不是得了什么绝症。我甚至因为这个和闺蜜交代了一下后事。

我在2022年2月份参加体验课，4月份进特训营，在特训营期间坚持每天练习一个小时，症状有了一定的改善。但是对于正念态度的内化，始终没有找到合适的方法，于是在结营后又参加了复训。书读百遍其义自见，对于所有的事情，认真做，反复做，都会带来收获和惊喜。我在复训第二次听到老师讲"正念的九个态度"和"接纳"时，我一下豁然开朗，症状是在言说，接纳、不对抗、静静地看着它，它便不再言说了。我以前一直没有真正地做到接纳、不抗拒，一直在和症状较劲，难怪它迟迟不肯离开。从那以后，我不再对抗症状，复训一个月后，我完全停了药，迎来了自己的春天，情绪一天天好起来，躯体症状也一点点消失了。从每天躺在床上，做不了事情，恢复到与原来一样，可以正常生活，仅仅用了三个月的时间，这是正念的奇迹。

我由衷地感恩正念带给我的康复，并且会一直坚持练习下去，把正念变成自己的生活方式，行住坐卧无处不正念，每天和正念来个约会！

我们对学员的问题进行了总结，汇成下表，以供读者朋友们参考：

诊断意见	资深抑郁症患者、焦虑症伴抑郁
躯体表现	惊恐发作，疑病、小腿紧且疼、心脏不舒服、头痛、头晕、头皮发紧、咳嗽时喉咙有异物感、咳嗽、胃肠功能紊乱、口干、眼睛酸痛、视物模糊、尿路不适、甲状腺结节、脚底板痛、胳膊痛、高血压

情绪表现	焦虑、着急
思维表现	认为自己是不是得了什么绝症、难过
行为表现	睡不好觉
是否服药	是

7.4 "松子"（8 期特训营学员）

我的问题出现在 2017 年，那个时候我去做了一个身体检查，检查中医生的诊断语言吓到了我，导致我开始出现疑病和焦虑的情况，再加上感情生活的双重打击，我出现了很严重的焦虑症。由于时间比较长，在 2017~2021 年期间，我几乎经历了所有焦虑的问题。

很多朋友有的焦虑问题我都有，遇到问题总会去网上查，看看是和什么有关系，这查那查就开始怀疑自己是不是这有问题那有问题，接着身体就出现了症状。去心理医院检查后发现确实是焦虑导致的这个情况，就开始吃药。我的药一直吃到 2021 年 4 月。同年 5 月，我在抖音上看到了张博士，就报名体验课，经过在体验课的练习，我觉得还不错，后来就报名参加特训营的学习了。

我在开始的时候也是抱着试试看的态度进行练习的，在学习过程中也经常会去思考和了解正念究竟是什么、应该如何练习，经常会和老师探讨关于正念的一些问题，从好奇到逐渐感受到了正念给我生活带来的变化。在特训营的课程中，对我个人来说转折最大的是张博士讲的"正念的九个态度"的视频，这个视频对我练习和深化正念态度都有很关键的帮助。

正念态度本身对于练习正念就是重中之重，对于现实生活中的压力事件也是在用"正念的九个态度"来回应，包括应对躯体症状的时候。

我最常见的躯体反应就是恶心、吃饭没有胃口，通过长此以往的练习，我收获了很多，不仅停药了，而且在面对生活一些压力问题的时候，变得从容了一些，能够运用正念的态度来应对。在练习期间我也经常总结和发表自我感受，以便可以帮助更多的同学，也可以提醒自己练习的重要性。

正念给我的生活带来了很大的变化，虽然还会有以往长久的惯性思维，但是在运用正念的态度来面对的时候，我也减轻了很多压力，是一个良好的突破口，也希望更多的伙伴能融入正念的学习中，活在当下。

我们对学员的问题进行了总结，汇成下表，以供读者朋友们参考：

诊断意见	焦虑症
躯体表现	恶心，吃饭没有胃口，疑病
情绪表现	担忧、害怕
思维表现	惯性思维
行为表现	
是否服药	是

7.5 "77号公寓"（99期特训营学员）

我是做公寓租赁的，导致我的压力特别大，继而出现了焦虑的问题。

我是在2017年出现了焦虑的问题，总共吃了5年的药。我认为我吃的中药对于我来说没有半点作用。

对于吃药这一点见仁见智，药这种东西对于有些人是有用的，对于有些人是没有用的，如果药都有用的话，就不会依然有这么多存在焦虑问题的朋友了。

在我有焦虑问题的时候，吃中药、拍片、针灸我都尝试过，但是没有什么作用。我是在 2022 年的 7、8 月份在抖音上看到张博士的视频，我只看了几分钟就去报名并体验了课程，练习了 1~2 次就有明显的改善，然后就报名了特训营的课程。

当我进入特训营并练习了正念后，通过最基本的练习已经受益匪浅了，特别是对态度的理解，真像一面镜子马上可以看清自己了，我练习了十天左右就感觉到内心强大的呼唤，需要马上去战胜自己的恐惧。我一想就去做了。当时上了第一节课，我就如愿做到，战胜了自己的恐惧，这个我认为是最重要的，当自己突破后这个体验感是非常棒的，极大地增强信心，使我的精神面貌焕然一新。

我觉得在刚学体验课的时候，已经很有感觉了，所以能够很快地融入进来。我在那个时候不知道什么叫当下，只知道自己生活在两个自己中：一个是不受控制的自己，一个是受控制的自己。而在练习之后，我可以迅速找到受控制的自己，抓住了稳定的东西。就像大船在航海中迷路了，找到了岸一样。我不停地让自己这艘船往岸边靠，也就是回到当下的状态。

焦虑是影子，很多人想把它去掉。很多人觉得有了正念并且思想改变了之后，什么都会没有。但是我的理解是，我现在恢复了 99%，剩下 1% 没有办法完全抹除，但是这 1% 也根本影响不了我，我会让它臣服，这个感觉就很好，主动权掌握在自己手里。正念老师鼓励我们不要害怕，但很多学员还是很害怕的。我们要不停地燃烧激情，勇气是要靠柴火烧的，我们要用激情点火。我认为勇气是最有力量的东西，没有什么可以抵挡。

我们对学员的问题进行了总结，汇成下表，方便读者朋友们参考：

诊断意见	焦虑症
躯体表现	社交恐惧、吃药没有效果
情绪表现	烦躁、焦躁、情绪不稳定、害怕
思维表现	灾难化思维、一天到晚担心自己身体出现了新的变化、记忆力衰退
行为表现	玩手机都玩不了、睡不着觉
是否服药	是

7.6 "静心大姐"（23期训练营学员）

截至2023年元旦左右，我练习正念一年十个月，已经完全康复，治愈了六年的心脏神经官能症、五年的胃肠功能紊乱、半年的失眠，还有其他很多小症状。我说自己学会了哭，学会了笑，学会了睡觉，实现了吃饭自由、睡眠自由、健康自由。失眠期间，我情绪崩溃，生不如死。其实我们的很多朋友都会有这种感受。

我在学习体验课一周时，我的睡眠就基本恢复了，并且停了帮助睡眠的药。训练营一个月停白天一片药，不到三个月走出焦虑。当睡眠好了的时候，我觉得自己康复了，因为我是在乎睡眠的人，身体健康三要素——能吃、能睡、能拉完全正常，其他的都完全不在乎。每天开心快乐，所以康复得特别快。

我在2014年遇到了四件事情，其中一件就是父亲的去世。这导致我在年底感觉心脏不舒服，心慌气短，说话没力气，就去看中医，医生说我是悲伤过度和情伤并且把脉说气血双亏，心肌缺血，建议喝中药。心脏冠脉造影、运动平板、彩超等检查都做了，结果显示没问题。最后诊断是心脏神经官能症。

我在 2016 年 9 月开始胃疼、拉肚子，做了胃镜，诊断是慢性萎缩性胃窦炎，开始喝中药。开始也挺管用的，但是随着疑病紧张，有时又有反复，胃灼热，酸甜苦辣凉都不能吃，只能吃面条、馒头、青菜，每天五顿饭（中医要求少吃多餐），还饿得哆嗦。有时莫名其妙地拉肚子，想做肠镜，但是因为身体虚得怕坚持不下来，所以没做，消化科医生诊断说是胃肠功能紊乱，说我的肠道问题不大。所以在此期间，时好时坏，那时根本不懂是紧张焦虑造成的。

我在 2020 年 6 月因为做胃镜检查感到紧张，导致失眠，太突然了，之前我的睡眠一直是挺好的。当时也是看中医，还做了针灸，但是不怎么管用。慢慢地就紧张、焦虑得厉害了，心脏前区麻，心脏和后背有瞬间的刀割样疼。同年 7 月份住院，心内科医生说我有点焦虑了。8 月份看睡眠中心，医生说我是慢性焦虑。说实话，当时我整个人是蒙的。没有在医院正规诊断是不是焦虑症，最后是在 2021 年 1 月份通过抖音认识了张博士，我才更清楚地知道，我所有的不舒服确实是焦虑造成的。因为这是最权威的专家讲的，张博士讲的那句话，焦虑症死不了、疯不了、不遗传、会好的，给我吃了一颗大大的定心丸。认知也就从那时开始改变。吃了三种药，吃了约半年，白天一片盐酸帕罗西汀，晚上一片右佐匹克隆和半片曲唑酮。

我的康复是从认知改变开始的，就是张博士说的一句话，焦虑症死不了、疯不了、不遗传，会好的。死不了，我不怕了；疯不了，我不丢人了；不遗传，我放心了；会好的，就让我消除了所有的纠结和顾虑。

我认识到：

- 学习焦虑知识，我明白了，今天所有的不舒服都是长期慢性压力导致的神经反应。做到了允许，完全地接纳、放下、不争、无为、非评判，不再疑病。四个压力来源是个性、创伤、现实压力、疑病。

- 每天带着初心、好奇心听老师的引导语，足量练习正念，温和地、耐心地陪伴所有的不舒服，信任身体的智慧复原能力。觉察到，每天都有惊喜，又进一步增加了认知的改变，正念认知疗愈真的能实现健康自由，信心倍增。

- 学习九点连线，跳出惯性思维。学习正念认知 ABC 理论，跳出灾难化思维。调整改变认知模式，多角度看问题，所有的事其实都不是事，心量放大了，事就变小了，改变认知就能把心量放大。

- 学习传统教育、自然规律、因果等，做与困难共处练习，对所有压力事件进行处理，打开心结，释放所有情绪负能量，培育了自己的感恩、慈悲之心，消除了创伤压力。

- 正念的核心是练习，而真正的练习又是生活本身。把正念融入生活，带着觉知处理所有问题，随时觉察自己，稳定自己，随时应对并化解所有压力。没有了反复，现实压力也就不存在了。

- 老师讲过，正念可以改个性，我深信不疑，因为我的个性已经改变了很多了。遇事不再心急火燎，鞭炮脾气已经温顺了很多。我真的变了，但还需要继续学习、练习，调整个性。所以个性压力在减少。

练习：

- 前期，每天练习两三个小时，先进行基础练习，再进行组合练习（有针对性地练习）。我喜欢早上练习静坐扫描、应对思维和情绪、应对躯体症状、与困难共处等。在午休时，练习身体扫描，睡着就睡着了；睡不着，就听着老师的引导语练习觉察身体的感受。

正念运动两三个小时，正念太极拳、八段锦、快走、慢跑等。学习七个态度，就像学生上课一样一边听老师讲课一边做笔记，很快就背熟了七个词语，记住了主要的意思，用自己的方式去消化吸收，也就是内化。在生活中行、住、坐、卧、待人接物，遇到不舒服时，反复应用。其实，老师所有的音频练习都在反复地讲解七个态度，我每次听着老师的引导语练习，都非常享受和投入。

- 现在的练习情况是，每天听着音频进行身体扫描练习是雷打不动的，脱离音频进行静坐练习两个小时左右。正念运动两个小时左右，包括正念快走、慢跑，正念太极拳、八段锦，正念瑜伽。

我的打卡记录：

- 2021 年 3 月 9 日，睡眠好了，拉肚子好了，胃不再灼热，胃疼也好转了，思维反刍没有了。
- 2021 年 3 月 16 日，能吃韭菜、豆腐、水饺了，也能喝酸奶、牛奶了，这是我以前想都不敢想的事。
- 2021 年 3 月 24 日，体温是 36.7 度，以前的体温有时是 35.6 度，有时是不到 35 度。
- 2021 年 7 月 26 日，2020 年 7 月时双腿膝盖冰凉、透气，现在腿不凉了，还穿了裙子。双脚后跟干裂好了，双手指甲月牙又回到了过去的正常状态（2020 年 10 月份左右是看不到的）。记得 2021 年冬天，银川气温最低到了 0 摄氏度，我依然穿的是带网眼的足力健鞋子，以及两条薄秋裤（以前穿毛裤还会冷），就是这样，每天出去运动都会出汗。正念真的太神奇了，简直包治百病，不但可以减压、调理身心，提高安全感，还可以调理全身气血循环。
- "2021 年 6 月体检报告显示，胆囊炎好了（之前是没有的，半年失眠、情绪崩溃导致的），甲状腺结节由 0.9 厘米变小成了 0.3 厘米，甘油三酯正常了（之前是没有的，半年失眠、情绪崩溃导致的），心电图正常了（原来是窦性心律，ST 波改变）。我现在对于各种水果和肉类等都可以吃了。之前是想都不敢想的事，因为只能吃馒头、面条、青菜。每天五顿饭还饿得哆嗦。在练习正念后，一日三餐不如原来吃得多，还长胖了，因为不内耗了。

● 2021 年 6 月 5 日，因为看了群里一条负面信息，稍稍影响睡眠一次，但是在老师的耐心指导下，加上自己足量的练习，不到一周就恢复了正常。直到今天，再无反复，因为我学会了正念生活，随时应对、化解压力，学会了调节自己，调控情绪。

我们对学员的问题进行了总结，汇成下表，以供读者朋友们参考：

诊断意见	焦虑症
躯体表现	六年的心脏神经官能症，五年的胃肠功能紊乱，半年的失眠，还有其他很多小症状，疑病，心慌气短，说话没力气、胃灼热
情绪表现	情绪崩溃
思维表现	生不如死
行为表现	睡不着觉
是否服药	是

7.7 "坚持"（24 期特训营学员）

我是在 2019 年年底的时候出现了焦虑问题，有家庭和工作两方面的原因。

我的焦虑还是很严重的，包括失眠和一些躯体症状。我首先出现的是失眠的问题，接着各种躯体问题就出现了，比如背疼、胃食管反流、头晕等。

我是做销售工作的，所以压力还是非常大的，恰巧我的父亲在2019年年底得了心脏病，我就从工作的地方回到了老家，去照看我的父亲。

我在医院待了一个星期的时间，在这一个星期当中，我的神经一直处于非常紧张的状态。我每天都在想很多事情，工作的事情、父亲的身体情况、什么样的治疗方法好。因为我的父亲是心脏病，我又想如果出现一些问题该怎么办。

做好手术回家后，我就感觉自己的心脏在一直"怦怦"跳，那时我还很年轻，30岁左右，因为父亲是心脏病，我就怀疑自己是不是也有这种心脏病。回到工作岗位后，我还是觉得自己有问题，就去医院左查右查，结果没有任何问题。后来就出现了胃食管反流，医生说是胃炎引发的，其实并不是这个原因，医生也给开了药，我也在吃。接下来的一个冬天，我家的小孩得了肺炎，那时正值新冠疫情，医院都是不能多人陪护的，只能是我爱人陪着我们的一个孩子，我陪着另一个孩子。

这个时候我的压力非常大，是我的一个爆发点。有一天晚上我突然醒了，心脏就开始"突突突"跳个不停，一夜没睡。第二天，我到医院又去做了一个全面的检查，结果依然是没有什么问题。后来我去了我们当地的神经内科，医生给我开了一些助眠的药，吃着并没有什么效果。我就去了另一家医院，看睡眠障碍科，在那住了一个星期的院，有了一些好转。但是医生没告诉我这些问题是焦虑引起的，我就在医院又住了一个星期的院。这个时候临近年底，我就回家过年了，医生开的药我也在吃。

在家的这段时间，我经常约上三五个伙伴一起玩，吃饭、喝酒、打牌，和朋友在一起的这段时间，我很开心，在家的这段时间很放松，情绪调节得很好，所以一些症状也有所减轻。

过完年回到公司，我们就开始开年会了。开年会的那一夜又没睡着，给我的心里造成了很大的创伤。整个年会上，我觉得整个人就像变了一样，浑身难受，头晕，觉得自己要死了，这样我就回去休息、调整了一段时间。

在这段时间，我就去网上查自己出现这些症状是因为什么。知道自己是因为焦虑引起的，也是在抖音上看到了"张博士解焦虑"的直播，并且和张博士连线说明了这个问题，主要是焦虑引起的。我觉得我的问题和张博士说得很对症，就先报名了体验课进行学习，在体验课上按照要求每天练习超过 45 分钟的时间，感觉到这对于我的改变不少，就接着参加了第 24 期的特训营课程。

在特训营的练习中，我也很认真、很勤奋地练习，所以我恢复得还是很快的。在正念的学习中，我认为'四轮驱动'对于我的帮助是最大的，尤其是人际关系支持，我在回家后和我朋友的相处，确实让我的症状有所减轻。

你要放松心情，放松心态，如果你坚持下去，时间会给你一个惊喜，正念会给你一个奇迹，绝对是这样的！

我们对学员的问题进行了总结，汇成下表，以供读者朋友们参考：

诊断意见	焦虑症
躯体表现	背疼、胃食管反流、头晕、心慌、心悸、游走性疼痛、失眠
情绪表现	情绪崩溃
思维表现	害怕自己得心脏病
行为表现	
是否服药	是

7.8 "荔枝"（22期特训营学员）

这是我第二次有焦虑症了，第一次还是在我十几岁的时候。

不要认为只有成年人才会有焦虑症，其实十几岁的孩子也会有。像我从十几岁就开始有焦虑症了。我的这两次焦虑症都是节食减肥导致的，致使我的神经开始变得很敏感、紧张、害怕。

我第一次得焦虑症的时候走了很多弯路，到处去做各种各样的检查。身体出现了很多植物神经紊乱的症状和不适，我去医院从头到脚做了检查，没有一个医生给我说是焦虑引起的问题。我经常去的那个胃肠门诊的医生建议我去心理科看看。我就去了，然后做了各种测试，测试的结果是焦虑症伴轻度抑郁。医生给我开了药，但那个时候我才十几岁，不想吃药，就上网搜，然后看书，第一次焦虑有了一些缓解。

第二次焦虑是因为过度节食加上大量运动，这次同样让我的神经变得敏感，而且出现了惊恐发作。我第一次是通过看书走出了焦虑，所以这一次我也想这么办，但是这一次看书起不到这个作用了。后来我了解到自己还有创伤。

我最开始时也是在抖音上搜索，刚开始刷到张博士的视频时我是不相信的。后来在一位医生的推荐下，我看了张博士的视频，报名了体验课。我感觉，通过体验课的学习，自己的症状有了一定的缓解，就报名参加了第22期的特训营。在这一期的特训营里，我十分积极地听课与练习，每天练习的时间至少在一个小时，最长达到三个小时，所以我恢复得还是很快的，大约半年的时间就基本康复了。我在开始处理创伤之后，达到了一个质的飞跃。

我在练习正念最开始，每天看"九个态度"。很多人可能觉得"九个态度"很难理解，其实"九个态度"就是改变我们对症状的认知。很多焦虑症状持续的原因，就是我们在抗拒我们的症状，我们认为症状是不正常的、危险的。

最后我想说，如果你是年轻人，要让自己忙起来，这样就不会胡思乱想了。多听张老师讲解症状的音频，对于你的恢复是有很大的帮助的。

焦虑症实际上是什么，我们要搞清楚。你可以不通医理，不知道任何东西，你把你的病交给医生就可以了，但焦虑症不一样，需要你开展自救。你要靠自己去学习练习，才能慢慢改善。

我们对学员的问题进行了总结，汇成下表，以供读者朋友们参考：

诊断意见	焦虑症伴轻度抑郁
躯体表现	焦虑症、疑病症、抑郁症、惊恐发作、拉肚子、睡眠不好、耳鸣
情绪表现	担忧、害怕、过度敏感、容易紧张
思维表现	
行为表现	整夜睡不着
是否服药	否

7.9 "欢乐一家人"（59期特训营学员）

我的头晕是从 2017 年母亲的去世开始的。

当时我母亲脑出血，给我吓了一跳，然后我就开始给母亲看病。那时我没有什么太大的感觉，也没有什么不舒服。但是一个月之后，我就出现了头晕的问题，我就到处去治疗头晕，去北京看了两次，到协和医院做了检查，做了 64 排螺旋 CT 血管造影，也没有什么问题。检查结果显示颈椎有问题，确诊为颈椎病。医院就按颈椎病给我进行治疗，说我颈椎有些松动，让我戴颈托。

医生对我说："你这个年纪可能有滑脱现象。"但我戴着颈托时脖子是僵硬的，这让我感觉更难受。戴着难受，心里烦躁，所以我戴了几天就不想戴了，因为我觉得也不完全是颈椎的问题。

虽然医生说我是颈椎有问题，但是我说我的颈椎没有疼过，就是肌肉发紧，很难受，总想让人给捶捶、揉揉。当我出去活动的时候，我就有一种越活动越紧的感觉，后来才知道这是肌肉不能放松。

我是有一些创伤存在的，事物都会让我产生心头一紧的感觉，比如当我看到刺眼的灯光、听到噪声时。

有一次因为心里着急，我的血压一下子就上来了，头发晕、身体发麻，非常难受。我躺下休息一个小时左右，才慢慢好过来。这是我第一次惊恐发作。后来就到北京看病、住院，但是医生什么都没有说，还是朋友告诉我，这可能是广泛性焦虑。

后面的话，我到北京大学第六医院检查，大夫就给我开了来士普、阿普唑仑、佐匹克隆、氯硝西泮，这些药吃了一段时间以后有所缓解。从吃药到平静有二十多天，很难受，会出现肌肉颤抖，腿部没有力气。我觉得吃药都没有让我好，心里就更慌了，血压也高，小的惊恐发作也出现了好几次。

2019~2021年，我就没怎么出门，在家里吃药，感觉平稳了一段时间。再次住院是和我爱人生气导致的。

住院期间，我在看到张博士解焦虑的抖音短视频的时候，觉得张博士讲的那些和我的症状太像了，于是我就先报名了体验课。当我做"正念行走"训练的时候，我感觉我的症状有所缓解，我也不顾爱人的想法就报名了特训营的课程。

当时我对于这个课程还是半信半疑的，所以在那段时间，就没有十分认真地去做练习，浪费了前面的一些时间。从2022年8月到2023年1月，才开始认真地练习。

天有不测风云，多重事情的来临，致使我的病情有了一些反复，但是我不害怕了。

我有了正念，我就已经很坦然了。我觉得正念能救我，所以没那么害怕了。我用正念的态度很快调整了自己，没有太难受。还好现在的一切都在往好的方面走。

我们对学员的问题进行了总结，汇成下表，以供读者朋友们参考：

诊断意见	广泛性焦虑
躯体表现	头晕、肌肉发紧、身体发麻、肌肉颤抖、腿部没有力气、惊恐发作
情绪表现	不开心、烦躁
思维表现	思维反刍
行为表现	睡不着
是否服药	是

7.10 "江乳猪"（54 期特训营学员）

我在 1992 年年底就发现了症状。

我的症状有很多，比如游走性疼痛，像是有一股气在全身游走，走在哪里哪里痛，心慌出汗，出的汗也是冷汗，会大口大口地吐气，牙也痛，但去牙科医院检查，结果也没有问题。心慌非常严重，该做的身体检查都做了，就是没有检查出什么问题。后来我去华西医院，那里的精神科医生说我的症状太丰富了，让我住院治疗，我就听从医生的安排住院了。出院回家时，医生给我开了一些药，全是进口药，但是效果还是不行。

在成都，一位教授级的针灸专家也没有给我治好。焦虑让我睡不着，浑身都疼，就找医生开了安定。开始的时候是吃一粒，但吃一粒没有什么效果，就改为吃一粒半，依然没有什么效果。医生给我的建议是让我吃 2 粒，但是我不敢，就扛着，还是吃一粒半。

抗焦虑抑郁的药会有一定的副作用，而且在每个人身上的表现都是不同的。我吃过后就嗜睡，变懒，两口子还因为这个差点离婚。这个药让我变胖了近 40 斤，我现在是 110 斤左右，而吃药的时候是 150 斤。

在练习正念之前，我是全身到处都疼，有生不如死的感觉。2022 年 1 月，我参加了体验课，感觉效果不错，就进一步加入特训营学习。

我练习了一个月后就把药全停了。对于停药这件事，我们要根据自身的情况和医嘱首先进行适当的减量，我之所以恢复得这么好，是因为我有足量的练习，我的练习时间可以达到每天 3 个小时。

我父亲对我的影响还是很大的，出了问题他就朝我发脾气，这导致我之前的性格很胆小。所以在我 24 岁的时候就出现了焦虑，现在我已经 56 岁了，经过 30 年的抗争终于走出了焦虑，我为自己高兴。

我记住了张博士在直播时说的一句话，他在"四轮驱动"课程中和这本书中也提到过。他说，有些朋友认为"药物就像拐杖"，我听到这句话就说"我不需要拐杖"，然后立刻把药停了，而且还成功了，到现在一年多的时间里从来没有复发过，我感觉自己像是变了一个人，性格变了，家庭关系也变好了。

我们对学员的问题进行了总结，汇成下表，以供读者朋友们参考：

诊断意见	焦虑症
躯体表现	游走性疼痛、心慌、出汗
情绪表现	情绪低落、急躁

　　　　　　　觉心正念・心安即是归处

思维表现	想自杀
行为表现	打自己、打爱人
是否服药	是

7.11 "蒲公英"（84 期特训营学员）

2022 年 2 月，严重的焦虑导致我失眠、吃不下饭而住院。

在一次刷视频号的时候，我看到了张博士的直播，报名了特训营的课。同年 5 月 12 日开始两个月的系统学习，有时间就跟着老师的音频训练。7 月份我的身心状态慢慢恢复，能够吃下饭。从 7 月初开始一个月的时间，我减了安眠药并能够睡觉，身体慢慢回到焦虑之前的体重。在 7 月 28 日开始为期两个月的复训，到 11 月份抗焦虑的药也完全停了。我非常感谢"觉心正念"和张博士带领的团队，给我带来帮助，其实我在学习正念之前，一直在学习"身心灵"的西方心理学，花了很多的时间和金钱，但是在我面临生活的挑战的时候，我还是陷入了严重的失眠、焦虑、躯体不适，直到一个人无法正常生活的地步。

正念的学习，给我最大的两点收获是，首先能够稳定下来，在看到纷繁复杂的思绪时通过呼吸的锚点，稳住身心，不被灾难化思维裹挟。其次是老师讲的正念的态度，能够照顾好自己所觉察到的情绪、想法、身体感受，加起来就是觉照。

在学习正念之前，从儿子上小学一年级开始，我就出现了问题，失眠还有全身关节的游走性疼痛。我跑遍了杭州的大医院，风湿免疫查出来指标都是阴性的，但关节疼经常会在夜间发作，痛得无法睡觉，无法走路，肩膀也不能抬起来，不能穿衣服、梳头。后来去看了中医，一直在服中药调理，也做艾灸，采用姜灸疗法，调理自己的失眠。经过两年左右的调理，我也尝试放下孩子的教育，让老公来管孩子，于是我慢慢地恢复了睡眠，关节疼痛也有轻微的改善。

后来我家里出现了一个重大的变故，老公进了监狱。我又开始承担起孩子的教育，撑起一个家庭。那时我甚至感觉天塌下来了，但是我为了孩子没有退路，随后我又开始陷入了焦虑，每天失眠到凌晨两三点钟，早上六点钟又得拖着疲惫的身体去上班。每天过得像行尸走肉一样，并且一直在求医问药，除了上班就是在去医院的路上。对我来说自己的身心都陷入了痛苦。

随着孩子进入了青春期，母子之间发生了很大的冲突，我也感受到了那份力不从心，身体疾病越来越多，后面得了很多慢性疾病，主要是慢性肾炎。2020 年，我在一次体检中发现蛋白有 3 个 +，彻底使我陷入了恐惧。医生说这样的蛋白流失接下来就是尿毒症。那时我就像抓住了一根救命的稻草交了高昂的学费报了心理学。我苦苦支撑，开始学了一年，很快地从焦虑症里面走了出来，我回归了正常的生活。

一年后孩子也正常地升入了杭州一所不错的普通高中，开始住校，我以为从此可以开始正常轻松地生活了。但是儿子又出现了各种问题，最令我绝望、心寒的是，有一次我发现支付宝账户上少了三万多块钱，后来发现是儿子拿的。

由于这件事，我开始担心、失眠、焦虑、恐惧，又寄希望于那家机构，交了一年学费。但接着我就开始天天拉肚子，吃不下，睡不着，感觉快死了，不得不求助心理医生。

这次焦虑发作，我交了学费也没办法学习，因为要做大量探索、做静观（所谓的静观就是观想法、身体、情绪，但是我观到了却没能用正念的态度去照顾自己）。自己一坐下来就思绪乱飞，陷入灾难化思维中，导致无法静坐。在探索过程中，我也常常陷入负面情绪，悲伤、痛苦、委屈，不停地哭，哭完了，没力气了，头疼又睡不着。

2022 年 11 月份，老公从监狱回到家。长期的监狱生活使他变得敏感多疑，自卑又缺少安全感，有时候像一个黏人的孩子，导致我们在相处中发生了好多次冲突。后来，我出现了血尿、失眠。幸运的是，我报名正念特训营的训练和复训，现在很快地重新捡起来正念的训练，通过大量的练习，失眠也慢慢好转了。这段时间对所有人都是很有挑战性的，我相信正念能够陪伴我去应对生活的各种挑战，给自己加油练习。

幸好有了正念，幸好遇到了张博士。我在这里很想对张博士深深地鞠一个躬，表示我的感谢之意！

希望我的分享能够对看到的你有所帮助和启发，生而为人不可避免会遇到各种痛和苦，正念会照顾好你，只要你照顾好练习，感谢你的聆听。

我们对学员的问题进行了总结，汇成下表，以供读者朋友们参考：

诊断意见	焦虑症
躯体表现	恐惧、失眠、焦虑、灾难化思维、全身关节的游走性疼痛
情绪表现	情绪崩溃
思维表现	灾难化思维
行为表现	不想做事，也不想跟人说话
是否服药	是

7.12 "VIVI"（102 期特训营学员）

我的焦虑症最起码有两年时间了。重度焦虑的时间是从 2022 年 5 月到 9 月。在此期间，我的生活一度不能自理，伴有惊恐发作和各种躯体症状。比如喉咙紧、胃食管反流、头晕、手麻等，很多症状我都有。我在5月生宝宝了，接着就是坐月子，到了晚上没有睡好，后来就变得越来越睡不好。就这样，在我出了月子之后，就去看心理医生了。

那个时候我认为自己得了抑郁，就去看心理医生。心理医生说："你这不是抑郁，是焦虑。"同时给我开了点药。

那个时候我对焦虑症没有什么概念。我觉得抑郁比较严重。产生这样的感觉，是由于我觉得没有什么特别值得焦虑的事情。

因为那个时候我不需要独自带宝宝，老公对我也挺好的，公婆对我也挺好的，所以我觉得，怎么会是焦虑症呢？为什么会是这个样子？我就觉得，是不是心理医生诊断错了？

医生给我开了药，我吃了大概一个星期，就停了。停药之后焦虑症又发作了。在6月份的时候，我就去另一家医院看心理科了。

心理医生说我对自己的身体过于焦虑了，但是我觉得自己没有这样，还是觉得这个医生诊断错了。

我依然认为自己没有焦虑，就这样拖了三个月，症状也变得越来越严重。在此期间，我也在吃药。到后面的时候，白天吃焦虑的药，晚上吃助眠的药。由于没有什么作用，后来我就把药停了。停了大概有四五天的时间，我在这四五天里基本就没怎么睡着过，感觉不行了，要死了一样，就赶紧去了急诊科。急诊科一通检查下来，说没有什么器质性的问题。

我在第二天一大早，换了另外一家医院，这家医院的精神科医生相对权威一点。

心理医生说我已经是重度焦虑了，必须要住院。于是我开始住院。在住院期间，我也在服药。但是躯体症状并没有什么改善。

在我住院的时候，医生说我的睡眠问题就是焦虑造成的，但我还是不认同这个说法。

　　　　　覚心正念·心安即是归处

在焦虑最严重的时候，我甚至都想好了遗嘱。现在想想就会觉得非常可笑，这都是一些灾难化思维。

我在住院期间刷到张博士的视频。刚开始刷到很多次，在听的过程中，我觉得张博士说的那些问题和我存在的问题很像。我就去报名了，随后在体验课中途报名了正式练习。

在练习中，我的感悟是这样的：我觉得我有点过于追求完美。就像张博士说的，这是慢性压力造成的。慢性压力和原生家庭是有关系的，我妈妈是一个比较爱抱怨的人，从而使我成了一个爱抱怨的人。其实我的生活环境各方面已经比较不错了，但我还是不知足，有点吹毛求疵的感觉，当然现在不会这样想了。我现在就保持乐观的心态，虽然烦心的事情也会有，但是很快就能化解。以前遇到这样的事情时，我就会一直想到凌晨一两点钟，继而失眠，现在不会有这种情况了。

最后我给大家的建议是，在开始练习的时候会存在各种疑惑或是怀疑，你不要去想这些东西。我在开始的时候也会有疑惑，但多想想正念的态度，还是比较重要的。正念有"九个态度"，你如果记不住"九个态度"的话，就先做到"接纳""允许"，这些是我觉得比较重要的。还有就是把"什么是正念"这句话随口说出来：

"正念是有意识地、非评判地注意当下、如其所是地看待事物时产生的觉察、理解，以增进自我理解和智慧。"你每天都说这句话，就会慢慢地理解这句话是什么意思了。

我们对学员的问题进行了总结，汇成下表，以供读者朋友们参考：

诊断意见	焦虑症
躯体表现	惊恐发作、灾难化思维、喉咙紧、胃食管反流、头晕、手麻

情绪表现	烦躁、心慌
思维表现	觉得自己某一天会死
行为表现	不想动、不想出门
是否服药	是

7.13 "韵柳"（101 期特训营学员）

我在一次受到外伤后开始失眠，睡眠问题困扰了我 30 多年，每次身体不舒服都与睡不着有关。最痛苦的就是入睡困难，好不容易睡着了，都是几十分钟又醒了，醒了又睡不着了，大多数时间每次睡不到三个小时，有时候迷迷糊糊地睡一个小时就会醒。多数时间，想到睡觉就恐惧，睡不着时又期待睡着，又评判睡不着的原因。

在 2019 年，我的右侧头疼，总感觉头皮下发烧，疼得整晚睡不着。因为睡不着曾经多次大哭，后到脑科医院看专家，专家诊断为抑郁症，开了黛力新和地西泮片，地西泮片每晚睡觉前服 2 片，还有乌灵胶囊、枣仁胶囊，我在服药后症状有所缓解。大概 8 个月后，医生换了地西泮片，另外开了一种睡觉的药，更让我睡不着了。

焦虑症发作前两天，我 48 小时完全没睡，躯体症状就又发作了。

2022 年 8 月 18 日，我在视频号中看到张博士讲焦虑症，就报名学习正念，又结合当地医院的医生开的中药、西药，到 10 月中旬停药，一直到现在，成功停药。

我们对学员的问题进行了总结，汇成下表，以供读者朋友们参考：

诊断意见	焦虑症
躯体表现	入睡困难、惊恐发作、头疼
情绪表现	恐惧、害怕
思维表现	
行为表现	
是否服药	是

7.14 "绣春天"（41 期特训营学员）

我在 2021 年 9 月份的时候，做了一个白内障手术，手术之后眼睛经常发干，不是很好受，就这样持续了一个多月。在这一个多月中，除了眼睛不好受之外，我每天的心情也非常不好。

晚上睡不着觉，我开始吃安眠药，吃了大概有一个多月还是没有效果。于是我就去了一趟北京同仁医院，检查一下眼睛。医生给我开了一瓶眼药水，之后我就回家了。

回家滴眼药水持续了一个星期左右，眼睛的问题解决了。我就同时把安眠药停了，因为安眠药停得太突然，我就又开始出现了睡不着的状况，每天都在想睡眠的问题，心情变得非常忐忑。

我在 2021 年 10 月底的时候开始出现躯体上的问题。之后我通过抖音等平台，开始了解什么是焦虑。对焦虑有了一定的了解后，我在 2021 年 12 月 31 日报名参加了特训营。

焦虑症的躯体症状，实际上是跟自己的情绪有关系的，并且是情绪引起的。刚接触正念的时候，你可能会觉得足量练习是最重要的。但是你慢慢地会发现，"正念的九个态度"最重要。它可以说是一个正念的基础。我从元旦到现在，接触正念有三个月了，我发现张教授说的话都是很有道理的。

在接触了正念，特别是学习了九点连线之后，我试着换一种眼光来看待我老公。然后我发现自己慢慢地开始抱着一种欣赏的态度去看待他。以前对他的那些不满意，我已经不在意了，他的那些缺点，现在在我的眼里全都是优点。自从我对他转变看法之后，我也能感觉到他对我的敌对情绪没有了，而且明显地对我比以前多了很多嘘寒问暖。所以说，这就是我在正念道路上的一个最大的收获。

给大家一些建议吧，我觉得捷径就是"正念的九个态度"，它是根基。不管你走到哪一步，你都要回过头来，反复地去练习这"九个态度"，然后结合生活中的一些困难来实践。所有问题的答案你都会在"正念的九个态度"里找到。

我们对学员的问题进行了总结，汇成下表，以供读者朋友们参考：

诊断意见	焦虑症
躯体表现	心慌、心跳
情绪表现	情绪低落
思维表现	胡思乱想
行为表现	不好动
是否服药	是

7.15 "长乐无极"（54 期特训营学员）

我的问题是现实压力、心理创伤和性格造成的。

从 2018 年到 2021 年，我有过三次严重的失眠，因为失眠去省市医院住院治疗，医院诊断为抑郁、焦虑状态。在医院经过药物治疗和心理疏导，症状有些减轻。2021 年 11 月再次发作后，我的症状增加了很多，主要是胡思乱想、呼吸困难、气短、左胸部如重石压着、有时心区刺痛、头部发胀及发热，甚至不想出门、不想社交了，医院诊断为心脏神经官能症。

我的这些症状已经影响到了正常的工作和生活，也影响到我与家人的关系，我特别爱发脾气，与家人的关系就变得不是太好。有一天，我爱人给我推送了一个"张博士解焦虑"的视频。我每天来到直播间学习，跟着做练习，后来就报名了体验课和特训营，进入正念疗愈特训营第 54 期。

进入特训营后，我坚持每天听课、跟着张博士的语音指导练习、参与集体共修和咨询，每天坚持足量练习"身体扫描""正念行走""正念八段锦"、有氧运动等。

我在 2022 年 2 月 10 日进入体验营，2 月 17 日进入特训营，经过三个多月的学习、练习，得到了实实在在的益处，特别是身体症状减少，让我真切地感受到正念疗愈的魅力。

在老师的指导下，我每晚睡前做"身体扫描"、观呼吸并放下手机，身心渐渐稳定了，胡思乱想逐渐减少了，睡眠越来越好了，脾气变得温和了，与家人的关系也和谐了，精神状态也好了许多，也能出门走动了，与朋友的联系多了起来，慢慢地步入了生活、工作的正轨。

我觉得是张博士的正念疗愈解救了我，我在直播里分享了自己的练习体会，也解答了大家的一些咨询。我的心得体会主要是一个核心一个基础，两要两不要，三句话。

具体来说，"九个态度"是核心，每天听张博士"正念的九个态度"或者朗读自己整理的"九个态度"文字，让它融入自己的思想，纠正自己的错误认知模式。足量练习是基础，老师要求每天练习 45 分钟以上，我每天练习都在一个小时以上。

基础练习可以提高自身安全感，而焦虑、抑郁都是安全感不足导致的。基础练习可以降低交感神经的兴奋，能减轻和减少躯体症状。

两要两不要：一是不要太希望效果，要相信自己会康复，坚持四轮驱动即正念练习、有氧运动、社群/人际关系支持、必要的生物学辅助手段，综合施策，就一定会康复的。二是不要太关注身体症状，要活在当下。

在开始练习时，我非常关注自己的失眠，而越关注失眠就越是抗拒，症状会更加严重。按照老师教的正念七个态度里的接纳，我开始接纳自己的失眠，不再抗拒失眠，用曹老师指导的观呼吸的方法，失眠慢慢地开始好转了。

要想好得快，需要经常关注张博士的视频，自己遇到问题后，主动咨询老师，得到及时的解答和正确的指导。

我印象最深刻的是张博士有三句话。第一句是"你越担心什么，就会来什么"。我在开始时最担心失眠，失眠就越严重。第二句是"你照顾好练习，练习就会照顾好你的身体"。所以，每天练习是非常重要的，我是每天超量练习的。第三句是"三分靠医七分靠己"，我在住院时吃药，也能缓解一些躯体症状，但是还会复发。

张博士教会了大家很多方法和知识，关键是靠大家自己坚持学习、练习，提高自己的认知。大家都会康复的，而且一定会康复的。

我们对学员的问题进行了总结，汇成下表，以供读者朋友们参考：

诊断意见	抑郁状态、焦虑状态
躯体表现	胡思乱想、呼吸困难、气短、左胸部如重石压着、有时心区刺痛、头部发胀及发热
情绪表现	爱发脾气
思维表现	不想社交
行为表现	不想出门
是否服药	是

7.16 "Time"（33期训练营学员）

我的躯体症状很多，例如手指尖麻、胃不舒服、大小便多、心脏不舒服、头晕、头胀、走不了直线、注意力难以集中、乏力、累、喉咙异物感、脚底发软、胸闷气短、眼干等。

我在2021年5月出现了头晕的现象，感觉自己的头总是懵懵的，总感觉自己随时都要倒了，这样的状况持续了三个多月，令我十分难受，不知道怎么办。

我是因为在坐月子的时候没有坐好月子，诱发了焦虑和抑郁。我去的是精神心理科，得到的答案是重度焦虑，医生就让我拿些药回来吃。

那个时候我的状态特别不好，感觉自己浑身不舒服、有问题，吃医生开的西药也没有用。我决定做推拿，有一点效果，但是不多，其实那个时候我就有点焦虑的问题了，那会儿我觉得焦虑在我的生活中的表现是特别怕孩子丢，谁都不能帮我看孩子，谁也帮我看不了孩子，我的母亲推着小车出去，哪怕她抱着孩子，我都觉得孩子会被抢走。就是因为这件事情，我和我的母亲吵架，后来我的母亲走了，留下我一个人看孩子，我的压力就变得大了起来。

孩子一岁半的时候我确诊为抑郁症。到2021年5月，我没有办法照顾自己了，于是把自己的情况给我爱人说了，交代了一下后事。我爱人就让我不要在意。我去医院做了检查，没有什么大问题，中医给我开了一些药让我喝。

因为中医给我说，我的情况是心脏神经官能症，我就在网上查植物神经紊乱是什么，后来对于这个问题有了一定的了解。我是在抖音上看到张博士的直播，参加了体验课程，2021年9月开始参加张博士带领的特训营，练习一年多了，到2021年底很多症状都基本稳定了。

最后我给大家一些建议，大家要参加这个训练营，因为它是系统的，而且有老师带领着大家，作为学员，我们有一种归属感，每天有人能够按时地监督我们去打卡、练习，这对于我们初期的正念练习是很有帮助的。

我们对学员的问题进行了总结，汇成下表，以供读者朋友们参考：

诊断意见	重度抑郁、焦虑
躯体表现	手指尖麻、胃不舒服、大小便多、心脏不舒服、头晕、头胀、走不了直线、注意力难以集中、乏力、累、喉咙异物感、脚底发软、胸闷气短、眼干
情绪表现	情绪低落、易怒、恐惧、焦虑
思维表现	感觉生活没有意思、反应力下降、理解能力下降
行为表现	变懒了，总想躺着
是否服药	是

7.17 "正念常存"（34期特训营学员）

我在2021年7月初吃东西的时候，突然感觉到肚子在咕咕叫，也就是肠鸣，随后开始拉肚子，一天两到三次，我没有在意，就吃思密达和益生菌，但吃了一个星期之后没有任何效果。

因为我在以前拉肚子的时候，吃一天的思密达或是益生菌就会恢复，这次吃了一个星期都没有恢复，让我感觉十分慌张，决定去看医生。医生说我是消化不良，给我开了三四种药让我吃，我吃了一个星期之后症状还是没有消除，没有任何改善，我就第二次去看医生。医生说我的问题是肠易激。那个时候一些很正常的食物都会让我拉肚子，我开始怀疑、恐慌、不放心，去医院做胃镜、肠镜检查，结果都是正常的，没有什么器质性的改变。

那时我正常吃饭都会拉肚子，有一次我吃盒饭，吃到一个辣椒，我就感觉瞬间不行了，肚子就开始咕咕叫，想要去卫生间。后来我就去湖北省中医院的消化内科看，医生给我开了很多药，但是我吃过后依然没有什么改变，那时我还有肛门坠胀感。

当出现这种情况的时候，我没有得到家人的肯定与支持，我想这是我们很多朋友都会面临的问题，家人以为我们在装，其实不是的，我们确实非常难受。后来我就去湖北省人民医院的精神科，那里的医生给我做了心理测试，测试出来的结果是焦虑障碍、抑郁状态。医生同样给我开了药，但是我没有吃。我在贴吧上找了一位河南杞县专门治肠易激的医生，那位医生给我用了心理治疗的方法，并且让我喝中药。

我就是那种比较敏感多疑，凡事追求完美，心胸比较狭隘，工作上压力比较大的性格，有这种性格的人就比较容易焦虑。对于有焦虑抑郁的朋友，写日记其实是一个不错的办法，我每天都写日记，这对于一些躯体症状的好转有帮助。因为我是有焦虑的，当我肠易激有所好转的时候，又出现了胃部嗳气，其实这都是焦虑的问题。我后来在抖音上看到了张博士的直播，张博士提到的症状，和我出现的症状很相似，我就先报名了体验课。在体验课的学习中我的改变不少，我感觉课程对于我来说是有用的，就报名参加了第 34 期的特训营。我在特训营中很积极地练习，所以恢复得很快。

我来说一下我的练习，第一个月是学习，第二个月还是会有一点胡思乱想，但是我不去评判它。虽然还是会胡思乱想，我就观察它，并且不参与其中，还是做我该做的事情。我基本上每天会练习两个小时以上，针对"正念的九个态度"，我会每天反复读，反复听，然后写下自己对"正念的九个态度"的理解。

最后送给大家几句话：

我们照顾好正念练习，正念练习就会照顾好我们。

你接纳自己才能成为更好的自己。

你不能等待焦虑症自动康复，但是也只能等待。

我相信肯定有吃（药）康复了的人，但是就像张博士说的，吃（药）康复的人，复发的概率会很高的，为什么，因为你的认知没有改变，药只是你的拐杖。

如果吃药都能治好焦虑症的话，焦虑症就是很简单的东西了。焦虑症不是这样治的，药只是你的辅助和拐杖，你总有一天要丢掉这个拐杖的。

我们对学员的问题进行了总结，汇成下表，以供读者朋友们参考：

诊断意见	焦虑障碍、抑郁状态
躯体表现	肠易激、肛门坠胀感、失眠、胃部嗳气
情绪表现	情绪低落
思维表现	思维反刍
行为表现	
是否服药	是

7.18 "阿弥"（47 期特训营学员）

我在 2002 年 8 月外出旅游，由于劳累过度，回家后突然感到非常不适，立即去医院做全面检查，除了血脂高，没有其他问题。血脂各项指标中甘油三酯一项高，是正常标准的好多倍，最高时到达 17（正常是 1.8 左右），其他血脂的各项指标包括胆固醇、血糖等都正常。后来我知道这种情况主要是与焦虑、饮食习惯、运动习惯有关。我总感觉自己哪里出了问题，从那开始，就走上了到处查病、住院的漫长道路。

省会的大医院不管是中医还是西医，我基本都去过了，也找了很多知名专家检查、看报告，一直查不出太大的毛病。因为总感觉心脏不舒服，我又怀疑心脏有问题，光心脏CT就做了两次，结果都显示没有问题，心脏彩超也做了无数次，结果都正常。其他部位的磁共振、B超、血液化验等各种检查就更不用说了。

我还是感觉心慌、走路不稳（好像要摔倒的样子），到处找中医，喝中药，折腾了整整17年，光是每年的检查费就有上万元，医药费就更不用说了。不管是中医还是西医，都说没有器质性问题。现在我知道这个其实就是疑病，但当时并没有大夫告诉我真相。

2018年9月，我忽然想去省精神卫生中心。我第一次去，找了一位国家级知名专家做了检测，他诊断说是得了躯体化形式障碍。

回家后我还挺高兴，因为我去检查的目的就是确认一下是否有精神方面的疾病，那时其实也不懂。我在吃了一周药后，症状没有减轻，还突然得了急性肠炎，非常严重的那种。挂了急诊化验血，结果显示转氨酶高出了正常值好几十倍。大夫拿出我吃的药一看，果然是药的原因，立即把药停了。我又回到了精神卫生中心，换了一位专家看，这位专家说我得的是广泛性焦虑症。

专家换了两种药，这次我看了一下药的说明书，加上专家的诊断结果是焦虑症，这时我的症状又增加了。我开始失眠，一晚上睡两三个小时，就算睡着也是浅睡眠，因为一直在怀疑药的事，吃了药感觉更不舒服了。于是我开始纠结吃还是不吃，因为说明书上说有依赖性，还有副作用。

煎熬了两周后，我又找到了精神卫生中心的另一位专家，这位专家说我得的是双相情感障碍。三位专家做出了三个结论，第一位说是躯体化形式障碍，第二位说是广泛性焦虑症，第三位说是双相情感障碍，开了好多西药。回来后我从电脑上一查，光这几个病的名称就把我吓坏了，我开始失眠、胡思乱想，整天心烦意乱、神经紧绷，心也静不下来，满脑子里全是病了。当然我现在明白了，以上所有病其实都是神经症，就是长期疑病、压力大造成的植物神经紊乱。

我吃了几个月的西药，病情没减轻反而越来越重了，家庭生活及单位工作都受到了影响。我怕影响家人，去精神卫生中心都是一个人去的，也不敢告诉家人，可家人看我这样也不理解，说我是没病装病。其间还背着家人找了所谓的'神医'，现在回头看都是笑话了。我花了无数的冤枉钱，走了无数的弯路，遭了不少罪。这种精神上的、躯体上的痛苦平常人体会不到，严重的时候不敢一个人在家，不敢一个人出门，走路总感觉要摔倒，心脏总是不舒服，非常无助，什么办法都想了，症状反而越来越重了。其间我的亲家母也忽然得了抑郁症自杀了，单位的工作也不顺利，好几次升职都没赶上，于是压力越来越大。

吃中药、西药都不管用，所以我自己就开始想办法了。比如在网上找心理医生做心理辅导，明白了一些东西，但还是没有解决问题。我又在网上搜到，站军姿可以治疗焦虑症，于是开始站军姿，每天坚持站40分钟。坚持了半年多，只是把血脂高的问题解决了。还学习了几个月的站桩。2019年9月，我在网上看到北京一家相关的机构，交了不少学费参加了一个训练营，主要治疗紧张，没涉及焦虑症的问题，又打卡，又做作业，花费了好几个月的时间，家人不理解，说我好像真的有精神问题了。后来我在网上搜到了某老师的关于强迫症的治疗辅导，主要是森田疗法。我反复听讲座，对森田疗法有了些了解，学到了不少东西，对后来的恢复帮助较大。总而言之，以上这些经历都有不同程度的付出，也有不同程度的收获，但都没有解决根本问题。

2022年1月，我在抖音里看到了张博士的直播，并与张博士进行了连线咨询，抱着试试看的态度，报名了体验课；紧接着在2022年2月报名了特训营。

在特训营的学习和练习中，深度觉察呼吸、身体、念头、情绪的变化。久而久之，形成一种习惯，变成一种技能，所期盼的正常生活才能不请自来。

我们只有真正活在当下，才会有满足感、安全感、幸福感。这就需要我们在生活中，不断培养和练习这种深度觉察，耐下心来认真对待当下正在做的每一件小事，关注并体验当下的一举一动、一言一行、好与不好的念头与情绪。

我们对学员的问题进行了总结，汇成下表，以供读者朋友们参考：

诊断意见	躯体化形式障碍、广泛性焦虑症、双相情感障碍
躯体表现	疑病、急性肠炎、血脂高、心慌、胸痛、胸闷、血压不稳、走路不稳、严重鼻炎
情绪表现	莫名恐惧、烦躁、急躁
思维表现	胡思乱想
行为表现	做事注意力不集中、说话办事急、睡不好觉
是否服药	是

7.19 "红刚"（7 期特训营学员）

我今年是 31 岁（2022 年）。前两年发生了很多事情，导致我这个人一下子有了轻度的焦虑症和抑郁症。

我的躯体问题是胃肠神经官能症。去了很多大医院，看了很多专家，包括中医、西医，没有效果。

我吃了很多药，肠胃还是经常不舒服，去各种医院挂各种专家号，做各种检查，结果都显示没有问题。肠镜我做了一次，胃镜做了四次，每天就是胃疼胃胀，消化不良，人也消瘦了很多。

我这个症状持续了三年，在这期间我坚持锻炼，包括跑步等运动，每天非常痛苦。我是各种办法都想过了，包括去心理科看心理医生，然后我吃了一年的西药，一年的中药，吃药吃得我看见药就很害怕。

经过这么长时间，我有了严重的疑病症，经常胡思乱想，已经形成了恶性循环。我经常控制不住自己，有灾难化想法，时常恐惧到失眠。

我刚接触正念的时候是 2021 年 7 月，抱着一种死马当活马医的心态，因为我对正念不是很了解。

刚开始我就很用心地去练，练了有一个星期的时候，我的这些症状明显地减轻了，我就更加有信心了。我每天坚持练，练习了 20 多天的时候，我报了特训营，成为第 7 期的学员。

正念是有科学依据的。我认为在我练习中起作用最大的是"正念的九个态度"，就是认知的作用大于练习。"正念的九个态度"我每天听两次，而且每一次听的感受都是不一样的，所以说认知是非常重要的。当你有了认知之后，再去练，效果是非常不一样的。如果你的认知不够的话，练习正念，康复的时间要比别人长。

如果你有焦虑症，症状出现的时候，你就去面对它，接纳它，正确地面对它，你就不会怕了。

我们对学员的问题进行了总结，汇成下表，以供读者朋友们参考：

诊断意见	轻度焦虑症、轻度抑郁症
躯体表现	胃肠神经官能症
情绪表现	疑病症，容易发脾气
思维表现	灾难化思维、胡思乱想
行为表现	睡不好觉
是否服药	是

7.20 "螃蟹妈妈"（57 期特训营学员）

我患有重度焦虑和中度抑郁，从开始康复到完全康复，大概是七八个月，基本上没有什么特别的不舒服了，完全能自如地生活了，也能感受到真实的生活了。我的躯体反应特别多，但是到现在为止，全部都好了。我当时就是头胀，做噩梦，身体发抖，腹泻，胃酸特别厉害，没有食欲，身体暴瘦，从 106 斤瘦到 80 斤左右，还有耳鸣，会有大海的嗡嗡声，整个人的状态也是很没有精神，迷迷糊糊的，完全感受不到自己的心在哪儿，好像自己的灵魂走脱了。

我是从 2019 年 9 月开始吃药的，一直吃到 2021 年，但是没有用，控制不住。后来在 2022 年 2 月，我在网上刷到了张博士的视频，当时我就非常怀疑。

但自己有问题肯定要试一试，毕竟已经花了这么多钱了，我想这也就是两杯饮料的钱，于是报名了体验课。体验课的练习让我感觉还可以，我经常练习"正念行走"，感觉对自己是有帮助的，但是还没有找到其中的奥秘，我就和老公商量报名了特训营，进行接下来的学习。

进入特训营是在 2022 年 2 月，一直到 4 月中旬，我一天基本上可以练四五个小时。因为那个时候上海有新冠疫情，我被封控在家，有充足的时间来练习。

我觉得"身体扫描"对我来说是救命稻草。因为我的腰不好，我躺在床上觉得放松。我特别喜欢练"身体扫描"，它就像心灵鸡汤，每一次都滋养我的内心。

对我来说，我觉得"九个态度"是最重要的。我觉得首先要做到"接纳"和"允许"。如果你一直活在过去并对现在的状态一直抗拒、排斥，那么你在做正念的时候，是很难的。

练习正念以前我不敢去体检。我就怕自己查出什么病来，疑心病特别重。在练习正念后，我去体检的时候，就特别淡定。我觉着这是正念对于我的一种帮助或是改变。

我相信，自己肯定会越来越好的。改变自己的认知、心态、态度，然后带着正念的态度活在当下，带着九个态度去做正念练习。

我们对学员的问题进行了总结，汇成下表，以供读者朋友们参考：

诊断意见	重度焦虑、轻度抑郁
躯体表现	头胀，噩梦，身体发抖，腹泻，胃酸特别厉害，没有食欲，身体暴瘦、惊恐发作
情绪表现	没有精神、对任何事情提不起兴趣、害怕
思维表现	胡思乱想、疑病（觉得自己各个部位都有病）
行为表现	睡不好觉
是否服药	是

7.21 "eternal"（100 期特训营学员）

我大概是在 2010 年出现症状的。

我在上高三的时候，学业紧张，一次下晚自习时踩空了楼梯，脚骨折了，导致不能走路，在此期间我做很多事都不方便，3 个多月才好。脚刚好不久，就听闻我大舅舅发生意外的消息，那是我第一次经历亲人离世，在很长一段时间内脑海里总是浮现出他在世的画面。打那时候起，我上课总是容易走神，甚至考试的时候会突然出现症状，突然感到心跳快，要一只手撑着额头才能坚持写字，每考一次考试就感觉人要虚脱一次。

后来学校里的体检也发现我的心跳快，就去医院，各种检查，24小时动态心电图、心脏彩超、甲亢检查，这些都正常，可是人不舒服又是真实存在的。医生说可能是我来医院紧张，之后每次去医院测量血压和心率，我的心率都是快的。

十几年来一直在心内科就诊，医生每次给开降心率的倍它乐克，就这样吃着，但症状一直没有得到彻底的解决。

心跳快，最受不了的是濒死感，感觉人要死了一样，平时头晕，头皮绷得紧，经常脖子痛，状态不好的时候走路都走不稳，有要晕倒的感觉，尤其当一个人过马路或经过空旷的地方时，我就感觉要晕倒，严重影响了正常的生活。没办法，后来我就去省会医院看。医生看了我的动态心电图结果，说没什么问题。我还是焦虑。

回来后我刷抖音，搜"焦虑"两个字，搜出来张博士的视频，发现他讲的和我的症状一模一样。我就抱着试试看的态度报了体验课，体验课结束后又报名了特训营，其间去医院挂了临床心理科，做了一些测试和检查，确诊焦虑障碍，从 2022 年 8 月开始吃药。我在同月参加课程，开始练习正念。8 月以来濒死感再也没发作过了，头晕类的症状虽然还有，但能忍受，我能正常地工作和生活了。

知道自己不舒服的原因后，我的心里就没那么害怕了，没有器质性的疾病，知道自己死不了。那时候每天都练习一个多小时，现在每天睡前会练习"身体扫描"，平时走路会留意脚底的感觉，现在每天练习"正念行走"45 分钟左右。

真心感谢"觉心正念"的老师和同学，每天在群里持续地陪伴我，练习正念以来，我的认知得到了改变，生活状态也和以前不一样了。

我们对学员的问题进行了总结，汇成下表，以供读者朋友们参考：

诊断意见	焦虑障碍
躯体表现	心跳快、头晕、头皮绷得紧
情绪表现	
思维表现	
行为表现	
是否服药	是

7.22 "哈姐姐"（73 期特训营学员）

之前我在马来西亚工作，容易疲劳，做饭都没有力气，就觉得自己的身体不太对劲。在国外工作压力特别大，我的排便功能不好，憋得很难受。

回国后工作还没有做完，就接着工作了一个月，那时候我感觉浑身刺痛，像针扎一样，需要先解决排便问题。在国内预约肠镜检查时总是预约不上，时间太长了，我等不起。后来家人告诉我，泰国有一个排毒中心不错，可以去那排毒，我就去泰国做排毒了。

在泰国做排毒的时候，那儿的人告诉我要补钾，让我回国以后好好地检查一下甲状腺。回国以后，我马上就去做体检，重点检查甲状腺。检查结果显示我是甲减，因为甲状腺素特别低，医生给我开了优甲乐。

我平时是不怎么吃药的。后来，我觉得心脏难受，呼吸特别困难，我就吃一点儿觉得能舒服一些。过几天我发现自己怎么胖得那么快，还特别容易饿。两个小时就饿，没有力气，跟老年人似的，走路感觉腿也没有力气。后来我觉得不行了，又到北京去查甲状腺，医生说："你把药停了，你现在不是甲减了，已经成甲亢了。"

医生建议我三个月查一次，看看这个情况有没有变化，达到什么程度。医生是不建议我吃药的。所以一直是这种观察的状态，已经有四年了，但我仍然身体难受。

我的脾气特别不好，没有力气说话，总会想不好的事。我 42 岁时例假就没有了，现在 47 岁（2023 年）。我觉得自己衰老得特别快，记忆力有些减退，说话反应也跟不上了。

我去年（2022 年）看到张老师的直播，就报名了体验课，跟着练习。半个月后我就报了特训营，成为第 73 期的学员。

在接下来的课程中，我很认真地去练习，练习后感觉走路比以前轻松多了。我之前走路容易累，就吃益生菌配合着，感觉好了很多。之前排便不通畅是我的一个大问题，现在这个问题有些好转，我的心情也愉悦了。

通过不断的学习与练习，我感受到，不仅仅要真正吸收正念的知识，还要有足量的练习，需要我们自己进行一点一点的调整。

我们对学员的问题进行了总结，汇成下表，以供读者朋友们参考：

诊断意见	
躯体表现	甲减、甲亢、排便不通畅
情绪表现	
思维表现	
行为表现	
是否服药	是

7.23 "huang"（12 期特训营学员）

我的焦虑问题是工作压力大造成的，那个时候我在读书，经常熬夜，压力就大了起来。

我在2019年出现了焦虑的问题，那个时候我的脾气变得很不好，人也比较消极悲观。我有一些焦虑的症状，但是当时我不懂，还时不时去医院看一看。

有一天胃疼，我就去医院去做胃镜，结果显示没有什么太大的问题。我在2021年6月出现了惊恐发作、呼吸困难，整个人没有办法呼吸，开始联想、幻想，觉得自己是不是有什么病，是不是得了绝症。

在那二十多天的时间里，我专门去医院里左查右查，该查的地方都查了一遍。

我自己的医保卡里有1万多元钱，在此期间不仅把卡里的钱花光了，还往里面搭了几千元钱，查一遍的结果是自己身体上没有什么问题，我的亲戚就建议我去他的城市里找一位老医生看。

我去了老医生那里，老医生看了我的情况就告诉我是抑郁症。我一听是抑郁症，坚决不信。辗转去了医院的精神科看，医生就给我开了药，我只吃了半颗之后就不想再吃了，后来也就没有再吃。我就去百度查，但解决不了我的任何问题，只会让我的问题更加严重。

我焦虑的时候就很难受了，到后面就是惊恐发作。再次惊恐发作严重地影响到了我的工作和正常的生活，那次惊恐发作家人差点打120，还好我自己挺了5分钟挺过去了。之后身体依然是各种不舒服，我当时严重到在20天内暴瘦8斤，吃不下去饭。我当时的最高纪录是连续四天没睡觉，整个人是非常害怕、恐慌的。后来，我在抖音上看到了张博士，觉得张博士说的和我的问题很对症。

张博士在直播的时候讲"身体扫描"，我就躺在床上看，跟他一起做。按照张博士的步骤做着，不到几分钟我竟然睡着了。我觉得很神奇，就报名了体验课。

我参加课程的时间是2021年8月，在不断的练习中，我学到很多东西。说一下我对正念的理解：我愿意看到当下发生的每一件事情，它是什么样子的，我允许它这样存在。无论它是什么样的状态，它已经在事实上发生了，我在心里不去抗拒，不展开评价和联想。止于当下，关注当下。当下是怎样的，就是一种怎样的状态。我不期待什么，我不带目的地去做事，这就是一种正念。

"坚持"两个字是最重要的。方法可能有100种，但是，最重要的一种就是要坚持。没有坚持的话，再好的医生，再好的方法，再好的药，都清除不了你现在的症状和痛苦。

我们对学员的问题进行了总结，汇成下表，以供读者朋友们参考：

诊断意见	焦虑症
躯体表现	惊恐发作、呼吸困难、幻想
情绪表现	害怕、恐慌
思维表现	灾难化思维
行为表现	
是否服药	是

7.24 "波西"（12 期特训营学员）

我现在 32 岁，在 15 岁的时候就出现了焦虑和抑郁情绪，十多年睡不好觉。我有强迫性思维，每天都会有灾难性想法。

在有症状的时候，我每天睡觉都像没有睡过一样，找了很多医生，做了很多检查，吃了很多调节身体的中医药，有效果，但容易复发。我也在做心理咨询，心理咨询做了有 3~4 年的时间，也是治标不治本，自己没有真正走出来。

因为之前我认为自己有成人多动症，就去医院做注意力分散的检查，结果不是成人多动症，而是重度焦虑情绪和中度抑郁情绪。医生问我要不要吃药，不吃药的话可以了解一下正念。

当时我没有把正念当回事。2021年7月，我才自己上网了解了正念，然后通过刷视频刷到了张博士。那时的体验课的价格我还是可以接受的，就报名体验课跟着学习。参加课程的时间是2021年7月，我每天学习两个小时左右，早上起来的时候我做"正念呼吸"，中午休息或是睡觉的时候做"身体扫描"。

练习了十二三天，我突然间有一种十几年来从来没有过的那种小小的喜悦感。我觉得很神奇，因为我才学了基础的训练，只有十几天。然后我马上报名了特训营。后来我加入特训营，感觉真的太棒了，有小组讨论，大家在一起为了共同的目标努力，互相支持。

特训营里有很多内容可以学习。我们学正念的核心：非评判地、有意识地觉察当下，或是觉察外面的环境。你会领悟到什么叫作"觉察"和正念。

现在通过四个月的练习，我已经慢慢地消除了一些灾难性的想法。

在我学习正念的这段时间里，我觉得在足量的练习中，我们会有一个量变到质变的突破，我们也可以悟到，正念是可以融入我们生活里的，无论是工作还是与人相处，还是我们的情绪和脾气，正念会慢慢地改变我们的思维认知。

焦虑是无反复不康复，也就是说它会反复出现。一个症状出现的话，其实对我们来说是多给了我们一次练习的机会。出现了一个反复，我们可以继续拿正念的力量、态度去迎接它。所以无论我们现在学习到怎样的程度和状态，都要带着不争无为，就是不过度用力追求达到目的地去学习，然后耐心地让一切自然而然地发生就好了。

顺便说一下，我们怎样才可以走出抑郁焦虑呢？答案是四轮驱动！

　　　覚心正念·心安即是归处

什么是四轮驱动呢？

- 正念练习
- 有氧运动
- 社群 / 人际关系支持
- 必要的生物学辅助手段

1. 正念练习，就是我们日常的练习，包括"正念呼吸""正念饮食""正念静坐"等，可以更好地提升我们的觉察力并帮助我们练习正念的九个态度，也是不断地跟自己的身体、情绪、想法做沟通交流，能连接上我们的潜意识，而九个态度和敏锐的觉察力的形成，就是我们每天坚持，突然有一天就顿悟了，这是一种神奇的体验！坚持，每一天都在收获中！

2. 有氧呼吸，快走慢跑，杜绝剧烈运动，因为剧烈运动易导致精力、神经和身体受不了。有氧运动主要是提升我们的体力、精力，同时可以放松身心。生命在于运动，特别是每天做八段锦，疏通我们的全身，对肠胃帮助特别大。

3. 人社群 / 人际关系支持，大家可以抱团，这种抱团不是为了讨论大家的症状，而是每天相互鼓励，看到自己和大家的进步，可以相互理解对方，接受自己，有一股力量在支撑着自己加油，自己的内心也会得到成长。

4. 吃药按自己的需求和医生的叮嘱来。我的看法是，如果没有特别严重的躯体症状，可以不吃药，结合自己的实际情况请医生确认。

我们对学员的问题进行了总结，汇成下表，以供读者朋友们参考：

诊断意见	重度焦虑情绪、中度抑郁情绪
躯体表现	心慌、全身紧绷
情绪表现	自杀倾向、暴力倾向
思维表现	灾难化思维、强迫性思维
行为表现	睡不着觉、易怒
是否服药	是

7.25 "海天"（79期特训营学员）

2022年4月，家庭矛盾导致我焦虑复发，症状比较轻，但也失眠了一周。安眠药吃了一周就停了，西药吃了一个月就停了，前后折腾了一个月就康复了。

焦虑复发的当天，我在微信朋友圈直播课中，看到"张博士解焦虑"。这么多年来，我读了很多心理学、心灵修持方面的书，了解国内著名心理学大师和心理学市场。当我详细地学习张博士的直播课、对焦虑症的讲解视频后，意识到张博士是我学习这么多年认识的老师中对焦虑症讲解最透彻、疗愈技巧最直接有效的心理医生、心灵导师。

我随即报名了"觉心正念"课，学习讲课视频，跟着音频做正念练习（"身体扫描""正念行走"），做迎接症状的练习（迎接思维情绪、迎接躯体症状、迎接惊恐发作），每天做有氧运动。因为是第一次接触，我感到很新鲜、很喜欢，练习效果也很好。

在报了"觉心正念"课后，我也看中医、喝中药，做了20天针灸。老中医把脉说是"脾胃虚、肝气不舒"。针灸后脑勺、后背穴位。中医帮我按摩头部、背部穴位和经络。

我参加课程的时间是2022年4月。"觉心正念"特训营里的一些老师每天及时、耐心的辅导和问候，让我深受关怀和鼓舞。

我们每一期课程的时间都是不一样的，我的课程是在每周五晚 7 点～10 点。梓霖老师指导学员做正念练习，改变认知，培养对身体和思维的觉察力，给我很多启发和感悟。每周五下午下班，我就急忙往家赶，吃点饭，收拾一下，坐下来听直播课，每周都有一个盼头。

在学员群里，学员敞开心扉聊病情、分享疗愈经验，彻底消除了"病耻感"。我们不再因为自己有心理疾病而自卑、自我攻击。认识到大家都是有血有肉的普通人，都会患身体或心理疾病。连历史人物、社会成功人士也会焦虑失眠，常年吃安眠药。我在听直播课，和学员聊天过程中，已经不知不觉成地做到了"接纳""放下"，改变了认知的旧模式。

正念练习的美好体验，总会让我倍受鼓舞、信心大增！这样的体验我有过几次。每次有正念练习的成功体验，我都打卡，或者手写在记录本上、在电脑上打字，作为疗愈日记，保存自己的疗愈经验。

觉心公社"店铺主页"里有 20 多位康复老学员经验分享视频，我认真聆听了每位伙伴的分享视频。老学员因为自己受过焦虑情绪的痛苦折磨，所以就希望新学员早日走出来。每个人都坦诚地讲述自己的康复疗愈过程，分享康复经验和疗愈技巧。还有几位学员直接面对视频镜头，不加遮挡，这种大爱精神让人敬佩、感动。

聆听老学员分享康复经验时，我听到很多老学员的症状比自己还重，但通过积极的正念练习都康复得这么好，对自己是很大的鼓舞。特别是很多老学员提到的躯体症状、思维反刍、人际交往的痛苦烦恼，和自己一模一样，对指导自己改变认知、提升信心特别有帮助！这叫"共情"。

觉心公社"店铺主页"的所有讲课视频、回放视频我都认真学习。对张博士讲授的"九点连线事件""正念认知 ABC"，我都认真做了笔记，也填写了"愉悦事件记录表""不愉悦事件记录表"，提升自我觉察力。

我对冥想静坐很熟悉。2016 年以来，我经常练八段锦、八部金刚功。所以对正念练习感觉很亲切，上手特别快，并确信它有疗愈作用。我还读了一些心灵修持和佛法方面的书，了解国内心理学市场。2022 年春节前后，因为纠结于家庭矛盾，我专门学了一个月的心理学网课，并买来教材，系统学习了心理学理论。我光听课笔记就记录了 15 万字。

我发现所有宗教、心灵修持、心理学课程的终极目标都是让修行人活在当下，只要把意识带到当下，就会身心舒适、安宁祥和。而心理疾病的根本病因，就是经常悔恨过去、担忧未来，意识总是不在当下。

"觉心正念"课，通过正念练习培养学员的自我觉察能力，觉察自己的身体和思维。时时提醒自己把意识拉回到当下。这是正念疗愈的原理。

我在 79 期特训营学员群里康复得最快，练习正念一个月就走出了焦虑。我在学员群里经常分享康复经验、心理学理论。梓霖老师和学员推选我当班长，鼓舞学员学习正念。我感恩正念课，所以义不容辞、力所能及地去鼓励、宽慰学员，给他们搜集各种资源：心灵修持书籍、八段锦视频、心理咨询的技巧和原理。学员很喜欢听我在群里分享，我为此感到宽慰。因为学员的很多负面情绪（紧张、恐惧、懊丧、自责）、负面感受（头晕、胸闷、没精神、不愿出门和外界接触）我都经历过，我很容易和他们共情，每句话都能说到他们的心坎上，他们因此感到欣慰。

我聊天比较幽默，即使自己陷入焦虑时也能用黑色幽默逗人笑。学员很受鼓舞、启发，我很有成就感，每天心情很好，真的是"利己利他"。近两年我老婆经常发火，在学正念之前，我没有耐心哄老婆，哄着哄着就不耐烦了。在学正念的两个月里，我经常嬉皮笑脸、甜言蜜语地哄老婆，竟然让她的脾气小了很多。我在学员群里开玩笑说："多亏学习了正念，每天回家用正念哄老婆。"当哄老婆失去耐心时，我就自我解嘲劝自己："水至清则无鱼，人至察则没老婆。"真的应了那句名言：一个人不能改变另一个人，只能改变自己。自己改变了，对方也改变了，身边环境也改变了。

我还积极地向德高望重的康复老学员"静心大姐"取经，"静心大姐"耐心、热情地指导我如何学习正念、如何在群里和学员聊天，我听了赞叹不已，感觉很受用，以后要以"静心大姐"为榜样。群里的学员咨询我时，我就热情、耐心地分享康复经验；没咨询时，就不打扰别人正常练习。每个人的病情和康复之路不一样，需要自己摸索疗愈方案和技巧。正念练习就像学游泳、学骑自行车，只能靠本人去亲身体验、摸索，别人代替不了。

心理疾病最大的烦恼就是心不由己。自己的头脑不听自己的指挥，想静也静不下来。就像陷进泥潭，越挣扎陷得越深。只能靠专业的心理辅导老师帮自己走出泥潭。

心理疾病的模式似乎和我们平时的处事习惯、工作模式完全相反。我们平时处事习惯、工作模式是"只要自己拼搏、奋斗、努力，事情就往好的方向发展。只要抗拒、用力摆脱，烦人的事和人就会从身边消失"。心理疾病的疗愈模式恰恰相反："越挣扎、越抗拒，病症越严重。越放松，越接纳，病症越轻。"这是所有心理疾病患者最纠结、最难理解的地方之一。

在参加正念特训营的过程中，我每周末还去一家心理咨询机构做心理咨询，一个疗程5次，每次咨询2小时。我做了5次心理咨询，心里就舒服了，没有紧张、恐惧情绪了。心理咨询师了解了我和妻子的原生家庭情况，让我闭上眼睛进入半催眠状态，从出生那天开始梳理，梳理我小时候的成长模式、心智模式以及是否受到心灵创伤。通过我对小时候成长经历的描述，心理咨询师剖析我焦虑症的原因是"做事急于求成"，而急于求成的原因是"小时候延迟满足没有磨炼好"。小时候家人没有满足我的要求时，我就拼命哭，直到满足我的要求。

然后就是继续梳理我的少年、青年阶段，主要是梳理那种情感创伤事件。只要梳理到创伤事件，心理咨询师就帮我做创伤处理。

我的一些总结：

1.人有烦恼是因为悔恨过去、忧虑未来。只要活在当下就没有烦恼。

2.心理疾病都是被自己多年来用消极的心理暗示、自我攻击，一遍一遍地念叨出来的。学习正念，就是用积极的心理暗示、自我激励，一遍一遍地把自己念回到正轨上。

3."觉心正念"课，通过正念练习培养学员的自我觉察力，觉察自己的身体，觉察自己的思维、念头。只是觉察，什么都不必做。时时提醒自己把意识拉回当下，这就是正念疗愈的原理。

4.心理疾病最大的烦恼就是心不由己。自己的头脑不听自己指挥，想静也静不下来。就像陷进泥潭，越挣扎陷得越深。只能靠专业的技巧指导自己走出泥潭。

5.每个人的病情不一样，每个人的康复之路也不一样，需要自己摸索疗愈方案和技巧。凡事必有至少三种解决办法。

6.正念练习就像学游泳、学骑自行车，只能靠本人去亲身体验、探索、感悟，别人代替不了。自助者天助！心理医生只是助产婆。

我们对学员的问题进行了总结，汇成下表，以便读者朋友们参考：

　　　　　觉心正念·心安即是归处

诊断意见	中度焦虑复发
躯体表现	头皮麻、胸闷、头晕眼花、食欲不振、腹泻、尿频
情绪表现	焦虑恐惧、抑郁烦闷、憋屈想哭
思维表现	思维反刍、灾难化思维
行为表现	睡不着觉
是否服药	是

7.26 "娜娜"（48 期特训营学员）

我从事美容养生行业十年，这期间经历过很多事情，当内心不够强大的时候，会产生一些焦虑问题，久而久之，就形成一种焦虑抑郁。

第一次去求医，花了 300 元钱填了一个表格，但其实那个表格上很多有问题的东西他们都没怎么看。那家医院是我们上海市松江区比较权威的某家三甲医院。后来我吃了三年多的药，没什么效果。再后来病急乱投医，找到上海著名的精神卫生中心。花了 200 元钱挂了专家号，吃了药还是没有什么变化。

然后我反反复复地换药，又挂了一个 500 元钱的特需专家号，这是医院最好的一个医生了。但是我看的这四个医生从来没有让我去尝试心理疗愈和正念，连建议都没有。只是让我吃药，但我感觉越吃越严重。

后来，我在小视频上刷到了"觉心正念"张博士，照着张博士的视频一对比，感觉他说得挺对，好像对自己的情况有所了解了。然后我就想试试看，即使没什么作用也基本没损失，然后就认认真真地跟着学了。

我特别容易疲惫，四肢乏力，睡眠也不是很好。有一段时间嗜睡，对什么都提不起兴趣，什么事情都不想干，情绪还很低落。就好像睡觉的时候没有痛苦一样，现在想起来感觉这应该是一种逃避。

我的练习还是很努力的，按照计划照做，随着练习的增加越来越有感觉。练了 45 天左右，我报名了特训营，在 2021 年 2 月参加了课程。

我就是不停地练习，练习多了，每次的感悟就会不一样。我现在感悟到，就跟游泳似的，如果你光看理论而不去做，你看十本书也不会游泳。你练习了以后，就会一点点地受益，一点点地有感觉。当你越来越有感觉的时候，就会更加自动、自发、自律地去练习了。

我觉得自我关怀和自我关爱太重要了。

我们之所以会焦虑和抑郁，就是我们的内心太脆弱了，不够强大，特别容易受到外界的影响，造成我们的内心无法调节、释放，久而久之就出现焦虑和抑郁。当我们的内心足够强大，能够自己给自己创造爱的时候，外界的影响就会越来越小。因为在那之前我们是忽略自己的，给自己的爱太少了。正因为这样，我们才有这样的问题，如果有足够的爱，就不会出现这个问题。

所以，如果还没有学习自我关怀课的，我真心建议大家去学一下，它真的非常有帮助。你光练习正念确实不错，因为能够缓解你的焦虑和抑郁。但你再加上自我关怀，就真的完全不一样了。

我准备把我的后半生投入正念事业中，传播更多正念的内容，帮助更多人。因为正念拯救了我，在看不到任何希望的时候，我有幸能够遇到"觉心正念"和张博士。太多人需要正念，太多人需要被拯救了。我相信张博士也是以大爱为出发点，去传播这份爱的，他的行为非常有意义和价值。

我们对学员的问题进行了总结，汇成下表，以供读者朋友们参考：

　　　觉心正念·心安即是归处

诊断意见	焦虑抑郁
躯体表现	容易疲惫、四肢乏力
情绪表现	绝望、感觉生活充满阴影
思维表现	
行为表现	
是否服药	是

7.27 "安静的蜗牛"（03 期特训营学员）

我是在 2020 年下半年开始出现怕冷、胃不舒服、身体乏力、精神疲倦、做事无力等症状的。那个时候我感觉这个世界都是昏暗的，浑身都没有劲。那段时间还会有强迫性思维。这样的情况持续了三四个月，到了 2021 年 2 月，我突然出现了晚上睡觉时胸口疼痛的情况，并且连续咳嗽了两个月。这就引起了我的惊恐和害怕。

我觉得自己得了癌症。我们公司有一个同事是癌症晚期，他被查出癌症晚期之前，也没有任何症状，就是后背疼。我想了一下自己，后背也疼痛。我就去医院检查，检查的时候显示肺部有结节，随后我去上海找专家看。专家说我这个结节其实是疤痕，应该是十几年前形成的，他说这应该是小的时候因为咳嗽引起肺炎留下的疤痕，并不碍事。我就觉得轻松了。但是我这个症状没有停止。我和很多朋友都一样，只要有症状，就开始害怕自己是不是得了肠癌、胃癌。

我有一天早上吃饭，早餐堵在喉咙口，根本就没有办法吞咽食物了，那个时候已经完全吞不下去了。然后怀疑是不是得了食道癌，我就去做胃镜、全身 CT 等，全部都查过后，没有任何问题，但我心里还是害怕的。

我在昆山，离上海很近，我就去上海瑞金医院查，查出来身体各项指标都是正常的，只有一个叫胃肠功能紊乱的问题。然后医生开了药，也是益生菌和消化酶，我吃了两周，稍微有点缓解。但是药一停，所有的症状全部来了。我当时吃的东西不能消化，只能吃面条。持续了三四个月，整个人消瘦非常厉害，从114斤瘦到了98斤，我以为自己得了什么奇怪的病，对任何检查结果都不信任。我一直处在恐慌恐病的状态中。

在2021年5月底，我最后一次去瑞金医院复查，医生告诉我，我没有病，不能再给我开药了，只能吃益生菌。

当时我有点产后焦虑。医生对我说，你可以去神经科看看。后来我问一个医生朋友，他说我的这个问题叫植物神经紊乱。了解这个后，我刷到了张博士的视频，就报名了体验课。练了两个星期以后，感觉好很多，晚上睡觉的时候不再那么害怕睡觉了。以前没有办法入睡，整个大脑不停地处于运转的状态，总是会想一些让人担心、害怕的事情。接触了正念基础课程以后，我觉得有效果，就立马参加了特训营。

我参加课程的时间是2021年6月。为期两个月的特训营，对我有一定的帮助，有些症状慢慢地减轻了。特训营是在2021年大概8月份的时候结束的，从特训营结束直到12月底，这四个月期间，我出现各种症状的反复，然后反复一次比一次严重，某一个症状会至少反复三次。当你有症状反复的时候，你更加要用温和的态度去对待它，这个症状就会很快减轻，反反复复几次以后，它就不会再出现了。

我练习了正念有七八个月，现在完全康复了。我的性格有了很大的变化。要靠自己走出来，以后在生活与工作中慢慢地去和症状和平、友好地相处，然后通过症状一步一步地加深自己对生活的理解、对"正念的九个态度"的内化。我们还需要改变自己的认知。

我们都是善良的人，不要在我们善良的心上再给自己插剑了，要让自己走出来，要有足够的力量相信自己：我一定可以走出来的。

　　　　　　　　觉心正念·心安即是归处

最新的体悟：焦虑和抑郁告诉我们，我们适合更好的生活，需要我们自我历练。每一次反复和痛苦都是锻炼。

我们对学员的问题进行了总结，汇成下表，以供读者朋友们参考：

诊断意见	焦虑症
躯体表现	肠胃系统紊乱、吃不下东西
情绪表现	比较易怒、着急、灾难性思维、紧张
思维表现	疑病，戒备心比较强，在乎他人的感受
行为表现	睡不着觉，失眠
是否服药	否

7.28 "妞妞"（32 期训练营和 93 期特训营学员）

我在 2017 年 4 月的时候考试压力非常大，每天晚上学习到三四点钟。有一天，我在上班的时候，觉得不舒服并且晕倒了，从那天开始就出现了不能睡觉的情况，致使自己变得非常恐惧、害怕、担心。

我们家在小县城，县医院的医生也说不出来我是什么问题，只是让我去做各种检查，检查结果也是什么问题都没有，医生就开了点药，之后就没有再去管。

我是重庆的，在重庆找了一个很有名的医院，挂了一个专家号。专家让我去做一下心理测试，测试结果显示是轻度的躯体症状。专家建议我多锻炼身体，做有氧运动，同时给我开了点药。就这样到了2019 年，我考到了祖国的边疆，成为一名人民教师，接着就结婚、生孩子。因为是一个人带孩子，到孩子五个多月的时候，我感觉压力非常大，情绪突然爆发，和之前的那种感觉很像，担心、害怕、恐惧，焦虑的情绪又来了。到了 2021 年 5 月，我看到了张博士的视频，他说的每一种症状都和我的症状非常相似。我非常害怕焦虑的问题会遗传给孩子。张博士说，焦虑不会让你疯，不会让你死，也不会遗传。我还专门打电话问过张博士焦虑会不会遗传的问题，他告诉我说，不会的，放心吧。于是我就报名了张博士的体验课。我练习到两周的时候，就报名了训练营。

我参加课程的时间是 2020 年 7 月 20 日，第 32 期训练营，并于 2022 年 10 月参加了第 93 期特训营复训。

7 月 20 号的训练营，也是那个时候开课，在一个多月以后，我就基本上没什么问题了。

我常做的是"无拣择觉察"——30 分钟静坐，对我特别有用。我最喜欢练的是"身体扫描"和"静坐"。我觉得焦虑症就是胡思乱想太多，思维反刍太严重了。做这些练习，就是让我们先平稳一下情绪，首先安定下来。

只要我们积极地去练习正念，都会康复的，只是时间的长短而已。相信你会和我一样，也会很快康复的。

我们对学员的问题进行了总结，汇成下表，以便读者朋友们参考：

诊断意见	躯体化障碍
躯体表现	晕倒
情绪表现	担心、害怕、恐惧
思维表现	
行为表现	
是否服药	是

7.29 "女神"（80 期特训营学员）

我在之前受过很多创伤。我的母亲一共生了 6 个孩子，有两个姐姐夭折，两个弟弟也夭折了。在我大约 5 岁的时候，我带着大弟弟玩耍，他意外落入水缸溺亡，这个事件就成为我的一个很大的创伤性事件。

因为我的姐姐夭折，父母怕养不大我，给我取了一个"狗娃子"的小名。这个名字让我在小时候受尽了朋友的欺辱，在我心中留下了很多关于创伤性事件的记忆。

我的父母的重男轻女思想很重，在我有了弟弟后，他们对于我的关爱比对弟弟要少很多，让我心里很不是滋味。

我爱人是那种什么事情都不过问的人，在孩子教育的问题上，家庭问题上，生意上，都是我说了算。没有边界地过度承担着属于爱人的责任，在许多事情上全神贯注于孩子和生意上，而忽略了爱人的感受。我们多次遇到事情，有了矛盾，也没有及时解决，使问题越积越多。在身体出现不适后，我就非常希望我爱人可以给予我关心与关爱，但是得不到他的关心，反而是反感，以至于我们之间存在冷暴力十多年。

就是我这些从小的经历、原生家庭和我现在家庭的事情，加上我自卑、好强、倔强的性格，给自己造成了许多困扰，让这些我能回忆起的事都成了我的创伤。

我从 29 岁开始出现头晕，检查出低血压，血压值在 40~60 之间，之后我就走上了治疗之路。在治疗的过程中我出现的症状越来越多，容易烦躁，性格越来越暴躁。我慢慢地出现了心慌，时常有一种喘不过气的感觉，严重的时候感觉心口有一锅烧开的沸水在翻滚、沸腾。出现这种症状，我去做各种检查，但一切检查结果都是正常的。虽然是这样，但我依然在吃药，吃药虽然可以让我的症状慢慢缓解，但症状经常反复。这样的情况持续了几年，心慌、心悸一直延续到今年（2022 年）。

我在 30 岁后就出现了月经失调、内分泌失调，各种妇科病缠身，后来发展到经前期综合征。心烦、乏力、头晕、头痛、肚子疼、腰疼、肩痛等症状持续出现。在我 36 岁那年，我母亲意外离世，我的各种症状开始加重。在这个时候我意识到可能是自己的心理出问题了，我就去做了一次心理咨询。心理咨询师给我的建议是转移注意力，找一些自己感兴趣的事情干。遵循着心理咨询师的建议，我有意识地放松自己，烦躁、易怒的脾气有所好转，但身体仍旧不舒服，一年中有半年都是在吃药，我主要用中药调理。

三年前，我又去找医生做了一个测试，诊断结果上写着"中度焦虑抑郁综合征"。

我是做生意的，开着店铺。我不能休息，也不允许自己休息。现在感觉乏力、疲惫、累、不想动时，通过允许自己休息、什么都不做这种调理方式，这种现象越来越轻，从开始时一整天躺着不动到慢慢地几十分钟至几个小时就缓解，发作间隔的时间也越来越长。我也出现过晕倒的情况，第一次是在 15 年前，一天晕倒过三次，那时我没有做身体检查。第二次出现在四年前，一天晕倒过一次，第二天又晕倒在公交车上，做过各种检查后也没有查出原因。我在 2022 年 4 月偶然刷到"张博士解焦虑"的视频，我感觉张博士说的情况和我很相似，在观看两次直播后就参加了体验课，后来参加了特训营。

我是 2022 年 5 月 10 日第 80 期的学员。在第一次上课，我听说要上视频课后，出现了全身发抖、心慌，并且恐惧感加重。在老师的鼓励下，我试着打开了视频。有了这次经历后，每次上课发抖的情况一次一次地减轻。在此期间，我生活中也有发抖的现象。我记得大约在四节课后，发抖的现象消失了，上课的时候可以正常面对，但紧张感还是存在的。发抖的现象偶尔在天气冷的时候会出现。

我进入特训营后，每天的练习都在两个小时以上。我每天都有收获，感觉一天比一天好。我身体有不舒服的情况。记得课程中有一节讲到疑病会引起各种不舒服，我听后就果断停药了，一直到现在也没有吃过药。前段时间我感染新冠肺炎后，也没有用药，平稳地度过了。我的身体在有氧运动、"正念瑜伽"的滋养下也变得越来越好。

因为我的创伤很多，我认为"与困难共处""做创伤处理"对我的帮助很大，消除了我的心悸、心慌。这两个练习我练习几百次了。学会了与内心对话，不断地疗愈内心，与过去发生的一切人、事和解，与自己和解……在我不断地练习过程中，心脏出现的问题在一次一次地减轻，经前期综合征也在减轻，这都是我自己不断地、足量地练习的结果。

我有这么多的改变，我认为：

一是我的认知提升了，我不再想要去改变别人了，而是把注意力放在了自我改变和自我成长上；

二是我跳出了惯性思维，不再被自己的固有思维所束缚；

三是如果有很多不好的回忆，可以做创伤处理；

四是好好爱自己，知道怎么去爱自己、满足自己，放下向外抓取，改成向内求，从内心中升起力量，用爱疗愈自己。

学会了爱自己后，我和爱人的关系越来越好，用爱疗愈了自己，也疗愈了他。从前百思不得其解的问题的答案也清晰了，我爱人也是受原生家庭的影响在缺爱的环境中长大，两个缺爱的人在一起生活，相互向对方抓取，又怎么可能给出自己没有的东西呢？只能各自选择逃避这种痛苦。

风风雨雨半辈子，用倔强垒砌起铜墙铁壁把脆弱包裹得严严实实，而心和身一直在提醒，慢一点、停下来、歇一歇，把脆弱展示出来，爱自己吧。无视提醒，一路狂奔至精疲力尽，在路的尽头才学会拐弯。转角遇到爱，学会了爱自己，停止了向外抓取，改向内求，原来向外抓取的一切自己就可以满足自己。爱上自己后，心和身有了归处，爱满自溢，带着爱做选择，让心回家。

我还感悟到了，在学习中的收获以及以后需要在生活中践行的目标。塞翁失马，焉知非福，一切都是最好的安排，经历的一切只为唤醒我找回自己内在的力量。我敞开来，乐于接受一切，抚平过往的伤，活出自己的光，照亮自己，温暖他人。爱能疗愈一切，以感恩抱持开放、好奇之心，真心实意、脚踏实地地对人对事对物，过好每一个当下。爱是最高的疗愈能量，能量转换，让爱循环，让爱温暖世界，世界因我而更加美丽。感谢坚持努力的自己，谢谢；感恩已拥有的一切，谢谢；感恩所有的遇见，谢谢。

我们对学员的问题进行了总结，汇成下表，以便读者朋友们参考：

诊断意见	中度焦虑伴抑郁状态
躯体表现	低血压、心慌、头晕、心悸、心烦、乏力、头晕、头痛、肚子疼、腰疼、肩痛、内分泌失调、月经失调
情绪表现	烦躁
思维表现	担心、疑病
行为表现	晕倒
是否服药	是

7.30 "楚楚"（22 期特训营学员）

2010 年 5 月，母亲突然去世，这是我始料未及的。我无法接受失去亲人的痛苦，整天悲伤、自责。同时，被这突如其来的变故吓得吃不下、睡不着，睡着了也是两三点钟就醒了，再无法入睡。白天精神不好，时常感觉乏力。这样的状况长期存在，让我的情绪变得特别不稳定，身体一度处于紧张的状态，健康出现了问题。

这样的状况困扰了我 10 年。2020 年，父亲也去世了。我的失眠更加严重了。白天胡思乱想、集中不了注意力，灾难化想法不断出现，感觉每一天都生活在恐惧中。要么睡不着，要么睡着就被噩梦惊醒。想改变自己的现状又觉得无能为力，心里的苦无处诉说，总感觉有一股气在心里憋着，随时要爆炸一样。有时候脾气很暴躁，动不动就生气；有时候又整天不想说一句话，情绪低落，觉得所有人都不喜欢我，感觉十分痛苦。身体也出现各种问题，我只能头痛医头，脚痛医脚，哪里痛就医哪里，不停地吃药。吃药期间好点，停药就反复，总觉得还是没有找到一个好的解决方案。

后来，我到当地医院的心理门诊去看，医生让我做一个测试，测试的结果是轻度焦虑伴抑郁状态。我经过十年的时间才知道自己是焦虑症引起的躯体症状。确定是焦虑症后，我开始吃焦虑和助睡眠的药。吃药期间睡眠好一些，但胡思乱想、灾难化思维并没有得到改善。我不想继续吃药，又找到了当地一位心理咨询师做了两次心理咨询，情绪、失眠问题都没有得到解决。没有办法，我还是继续吃药。

有一天，我在抖音直播间看到张博士在讲焦虑症的症状，我感觉这些症状和我的情况很相似，我十分欣喜，感觉有希望了。听了四五分钟后，我就报名参加了体验课。我始终相信，张博士能带我走出焦虑。

体验课中的三个练习，"正念行走""身体扫描"和"正念呼吸"，我都是跟着张博士的视频学会的。开始时我以为自己坚持不下来，经过验证，每天 45 分钟的练习我是可以做到的。

练习几天之后，我感觉睡眠有了改善，做噩梦的次数也在减少，我更有信心了。在体验课程结束时，我觉得焦虑、失眠都有了改善，但是还没有完全康复。我担心一旦停下来，自己又回到之前的状态，所以我没有犹豫就报名参加了特训营的学习，成了第22期的学员。

在知道自己得了焦虑症后，我平时不好意思把自己的"病"说给别人听，只能一个人默默地承受。特训营里有一个专属群，这里面都是与我的情况类似的朋友，在这个群里我可以放心地说自己的情况，可以坦诚地与老师、同学交流，感觉自己是放松的、温暖的，也得到了大家的帮助和爱！

在特训营学习期间，"九点连线"给予我的启发很大。我知道了人的思维是有惯性的，打破思维习惯，换一个角度思考问题，紧张情绪就减少了。平时生活中我用的最多的是"正念认知ABC"练习，当我遇到困难事件或出现灾难化思维的时候，我就用学到的"正念认知ABC"的方法来解决，它会让我很好地处理困难事件或化解灾难化思维。"正念的九个态度"也是我在生活中常用的，把正念的态度融合到生活中来，对人或事就有了不同的理解，烦恼、担心就少了。我以前一直认为，只有别人改变了，如我所愿，我就会好了。别人不改变，我怎么能好起来呢？

通过正念认知的学习，我知道了，改变别人这件事情是不靠谱的，要改变的是自己，自己变好了，周围的人也就变好了。

现在我已经从焦虑、失眠的状态中走出来了，拥有自己平静、健康、有趣的生活。学会把正念应用到生活中，体会到了活在当下的快乐。

我们对学员的问题进行了总结，汇成下表，以供读者朋友们参考：

诊断意见	轻度焦虑伴抑郁状态
躯体表现	头、颈、肩、背、腰、胃、脚等几乎全身都疼
情绪表现	心情特别不好、脾气暴躁
思维表现	胡思乱想、灾难化思维
行为表现	睡不好、吃不好
是否服药	是

7.31 "Kiki77"（103 期特训营学员）

十九年前，我的一个朋友离世了。他在离世前曾试图联系我，但由于种种原因，我错过了。后来他的家人、朋友对我进行了攻击性的指责，让我认为是我的过错造成了这样的后果。我很委屈，很愤怒，很想要反抗，但一切都是徒劳。我压抑着自己，在人前八面玲珑地处理这件事情。

后来，只要人多嘈杂的环境对我形成一种包围感，我就紧张、视力模糊、大汗淋漓、心跳加速，脑袋里就像万马奔腾。我用尽了力气，就是拉不回对自己的半点掌控，而且越想控制，失控感越强。

到最后只能到医院进行镇静处理。每一次都是镇静处理后，我就没事了。综合医院的每一次检查显示结果都是正常的。我再次失控时，直接叫家人把我送到精神专科医院，因为我怀疑自己得了神经病，自己估计是疯了。精神专科医院的各种检查，显示结果是重度焦虑症。医生和我说这只是心理障碍，不是神经病，经过治疗就会好的。

但是由于我是过敏体质，一年内几经换药后，最后我还是不能吃药，只能硬扛。医生说，当时有一种森田疗法，但是我看了一下这种疗法的资料后，不了了之。后来，焦虑状态越来越严重。到了一个月发作 2~3 次时，我只能再次求助医生，也因而接触了正念疗法。

我在 2022 年 9 月 7 日进入特训营，是第 103 期的学员，也是班长。在练习正念疗法 4 个月后，我完全康复，不怕人多的环境，不怕声音的吵闹，也没有了失控感。工作和生活都恢复正常有序了。

感恩正念，感恩遇见，感恩曾经彷徨的我，成就今天的通透与豁达。

我们对学员的问题进行了总结，汇成下表，以供读者朋友们参考：

诊断意见	重度焦虑症
躯体表现	视力模糊、大汗淋漓、心跳加速
情绪表现	紧张、担忧
思维表现	胡思乱想
行为表现	
是否服药	是

参考文献：

1.barlow, d. h., & craske, m. g. (2000). Mastery of your anxiety and panic: therapist guide for anxiety, panic, and agoraphobia (3rd ed.). Oxford university press.

2.segal, z. v., williams, j. m. g., & teasdale, j. d. (2002). Mindfulness-based cognitive therapy for depression: a new approach to preventing relapse. Guilford press.

3.Cherkin DC, Sherman KJ, Balderson BH, et al. Effect of Mindfulness-Based Stress Reduction vs Cognitive Behavioral Therapy or Usual Care on Back Pain and Functional Limitations in Adults with Chronic Low Back Pain: A Randomized Clinical Trial. JAMA. 2016; 315(12):1240–1249.

4.Cote, S., Tremblay, R. E., Nagin, D. S., Zoccolillo, M., & Vitaro, F. (2002). The Developmental Course of Inattention Symptoms Predicted by Early Childhood Temperament. Journal of Abnormal Child Psychology, 30(3), 279–289.

5.Webster-Stratton, C. (1999). How to Promote Children's Social and Emotional Competence. London: BMJ Publishing Group.

6.Hoel, H., & Einarsen, S. (2003). Workplace bullying: definitions, prevalence, causes, and consequences.Annual review of Psychology, 54(1), 67–85.

7.Liebowitz, M. R. (2019). Social anxiety disorder. New England Journal of Medicine, 2(1), 1–15.

8.Cooper, C. (2013). Occupational stress: An overview. Taylor & Francis.

9.Tugade, M. M., & Fredrickson, B. L. (2004). Resilient individuals use positive emotions to bounce back from negative emotional experiences. Journal of Personality and Social Psychology, 86(2), 320.

10.Tull M. T., Barrett H. M., McMillan E. S., Roemer L. (2007). A Preliminary Investigation of the Relationship between Emotion Regulation Difficulties and Posttraumatic Stress Symptoms. Behavior Therapy, 38:303–13.

11.Dunmore, E., Clark, D. M., & Ehlers, A. (2000). Cognitive factors involved in the onset and maintenance of posttraumatic stress disorder (PTSD) after physical or sexual assault. Behaviour research and therapy, 38(8), 809– 825.

12.Breslau, N., Davis, G. C., Peterson, E. L., & Schultz, L. R. (1991). A second look at comorbidity in victims of trauma: the posttraumatic stress disorder–major depression connection. Biological psychiatry, 30(8), 751– 762.

13.Alden, L. E., & Taylor, C. T. (2004). Interpersonal processes in social phobia. Clinical Psychology Review, 24(7), 857–882.

14.Forsyth, J. P., & Eifert, G. H. (2007). The mindfulness and acceptance workbook for anxiety: A guide to breaking free from anxiety, phobias, and worry using acceptance and commitment therapy. Oakland, CA: New Harbinger Publications.

15. 李凌江. 行为医学（第二版）. 湖南：湖南科学技术出版社，2008：166-170

16. 刘兴华等，《正念干预专家共识》，中华行为医学与脑科学杂志 2019 年 9 月第 28 卷第 9 期，Chin J Behav Med & Brain Sci. (2019). Vol. 28, No. 9, September.

17.Elizabeth A. Hoge. et al. Mindfulness–Based Stress Reduction vs Escitalopram for the Treatment of Adults With Anxiety Disorders A Randomized Clinical Trial.JAMA Psychiatry. 2022.

18.Draganski, B., Gaser, C., Busch, V., Schuierer, G., Bogdahn, U., & May, A. (2004). Neuroplasticity: changes in grey matter induced by training. Nature, 427(6972), 311–312.

19.Maguire, E. A., Gadian, D. G., Johnsrude, I. S., Good, C. D., Ashburner, J., Frackowiak, R. S., & Frith, C. D. (2000). Navigation–related structural change in the hippocampi of taxi drivers. Proceedings of the National Academy of Sciences, 97(8), 4398–4403.

20.Tang, Y. Y., Lu, Q., Fan, M., Yang, Y., & Posner, M. I. (2013). Mechanisms of white matter changes induced by meditation. Proceedings of the National Academy of Sciences, 110(26), 10570–10575.

21.Gotink, R. A., Meijboom, R., Vernooij, M. W., Smits, M., & Hunink, M. G. M. (2018). 8–week mindfulness based stress reduction induces brain changes similar to traditional long–term meditation practice – A systematic review. Brain and Cognition, 108, 32–41.

22.Hozel, B. K. et al. (2011). Mindfulness practice leads to increases in regional brain gray matter density. Psychiatry Research: Neuroimaging, 191(1), 36–43.

23.Tang, Y. Y. et al. (2015). Short-term meditation training improves attention and self-regulation. Proceedings of the National Academy of Sciences, 112(28), 8865–8870.

24.Hölzel, B.K., Carmody, J., Vangel, M., Congleton, C., Yerramsetti, S.M., Gard, T., & Lazar, S.W. (2010). Mindfulness practice leads to increases in regional brain gray matter density. Psychiatry Research: Neuroimaging, 191(1), 36–43.

25.Hölzel, B. K., Carmody, J., Vangel, M., Congleton, C., Yerramsetti, S. M., Gard, T., & Lazar, S. W. (2011). Mindfulness practice leads to increases in regional brain gray matter density. Psychiatry Research: Neuroimaging, 191(1), 36 – 43.

26.Tang, Y. Y., & Posner, M. I. (2015). "Neuroscience of mindfulness and meditation". Nature Reviews Neuroscience, 16(4), 213–225.

27.Kilpatrick, L.A., Suyenobu, B.Y., Smith, S.R., Bueller, J.A., Goodman, T., Creswell, J.D., Tillisch, K., Mayer, E.A., & Naliboff, B.D. (2011). Impact of Mindfulness-Based Stress Reduction training on intrinsic brain connectivity. NeuroImage, 56(1), 290–298.

28.Kevin Yackle et al. Breathing control center neurons that promote arousal in mice, Science (2017). DOI: 10.1126/science.aai7984

29.Ong, J. C., Shapiro, S. L., & Manber, R. (2008). Mindfulness meditation and cognitive-behavioral therapy for insomnia: A naturalistic 12-month follow-up. Explore (NY), 4(5), 344–348.

30.Gross, C. R., Kreitzer, M. J., Reilly-Spong, M., Wall, M., Winbush, N. Y., Patterson, R., ... & Cramer-Benjamin, D. (2011). Mindfulness-based stress reduction versus pharmacotherapy for chronic primary insomnia: a randomized controlled clinical trial. Journal of Psychosomatic Research, 70(4), 335–345.

31.Ong, J. C., Manber, R., Segal, Z., Xia,Y., Shapiro, S., & Wyatt, J. K. (2014). A randomized controlled trial of mindfulness meditation for chronic insomnia. Sleep, 37(9), 1553–1563.

32.Craft, L. L., & Perna, F. M. (2004). The benefits of exercise for the clinically depressed. Primary care companion to the Journal of clinical psychiatry, 6(3), 104.

33.^(a)(b)Aylett E, Small N, Bower P. Exercise in the treatment of clinical anxiety in general practice – a systematic review and meta-analysis. BMC Health Serv Res. 2018;18(1):559.

34.^Zhou C, Zhao E, Li Y, Jia Y, Li F. Exercise therapy of patients with irritable bowel syndrome: A systematic review of randomized controlled trials. Neurogastroenterol Motil. 2019;31(2):e13461.

35.Cohen, S., & Wills, T. A. (1985). Stress, social support, and the buffering hypothesis. Psychological bulletin, 98(2), 310.

36.House, J. S. (1981). Work stress and social support. Reading, Mass: Addison–Wesley Pub. Co.

37.Dinan, T. G., & Cryan, J. F. (2017). Gut instincts: microbiota as a key regulator of brain development, ageing and neurodegeneration. Journal of Physiology, 595(2), 489–503.

38.Huang, R., Wang, K., Hu, J., Effect of Probiotics on Depression: A Systematic Review and Meta-Analysis of Randomized Controlled Trials. Nutrients 2016,8,483.